CONTRIBUTION A L'ÉTUDE MÉDICALE

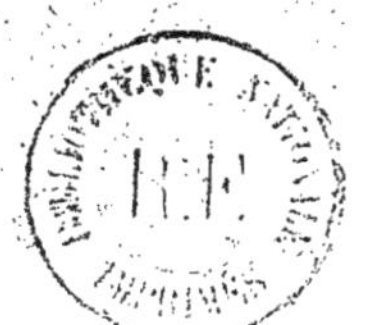

DE

L'ANÉMONE PULSATILLE

PAR

le Dr Charles NOËL

PHARMACIEN DE 1re CLASSE

NANCY

IMPRIMERIE NANCÉIENNE, 15, RUE DE LA PÉPINIÈRE

1897

CONTRIBUTION A L'ÉTUDE MÉDICALE

DE

L'ANÉMONE PULSATILLE

CONTRIBUTION A L'ÉTUDE MÉDICALE

DE

L'ANÉMONE PULSATILLE

PAR

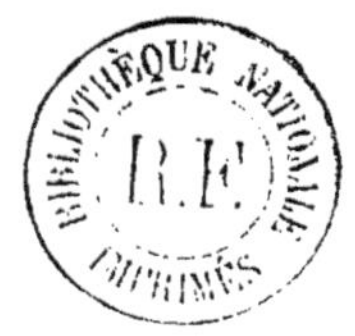

le Dr Charles NOËL

PHARMACIEN DE 1re CLASSE

———————— ·o·❦·o· ————————

NANCY

IMPRIMERIE NANCÉIENNE, 15, RUE DE LA PÉPINIÈRE

—

1897

INTRODUCTION

L'Anémone Pulsatille est une plante indigène à floraison printanière, contemporaine de la violette et du muguet, mais d'un port plus sévère et d'une odeur âcre peu agréable. Elle appartient à la famille des Renonculacées déjà célèbre en matière médicale par l'Aconit et l'Hellébore.

Sa réputation est exécrable; elle est irritante et toxique, et si les anciens ont pu l'employer, nous devons, d'après quelques auteurs, la rejeter sans pitié hors de la Pharmacopée moderne.

La majorité, moins sévère, réclame pour elle un supplément d'enquête qui confirme ou réduise ses propriétés vénéneuses.

De cette plante, on a extrait un corps cristallisé, l'Anémonine, dont on a fait le principe actif; c'est le sort commun de toutes les drogues simples.

Nous avons cru qu'il serait intéressant d'apporter quelques matériaux nouveaux à l'étude de cette plante dont les applications médicales étaient encore mal connues et de comparer son action à celle du glucoside qu'on en avait extrait.

Notre travail est divisé en trois parties.

Après un court exposé de l'histoire médicamenteuse de l'Anémone Pulsatille, nous étudierons successivement son action physiologique, ses applications thérapeutiques et sa pharmacologie.

Qu'il nous soit permis, avant de commencer cette étude, de remercier M. le professeur Schmitt de l'honneur qu'il nous fait d'accepter la présidence de notre thèse.

Nous offrons aussi tous nos remerciements à M. le professeur agrégé Février qui nous a permis d'essayer notre remède dans son service.

M. le professeur agrégé Lambert a été pour nous d'une amabilité et d'une complaisance dont nous lui serons toujours reconnaissant; c'est grâce à lui que nous avons pu mener à bien la partie physiologique de notre travail.

Nous devons aussi remercier notre ami, le docteur Jules Sterne, qui a bien voulu prescrire l'Anémone Pulsatille et nous communiquer ses observations.

HISTORIQUE GÉNÉRAL DE L'ANÉMONE PULSATILLE

Il nous a paru intéressant de passer rapidement en revue l'histoire médicale de cette plante prônée par les uns et rejetée impitoyablement par d'autres, très anciennement connue par son action irritante et sa toxicité, et déjà employée comme topique par Dioscorides et Pline.

Bock, Tabernamontanus, Simon Pauli et Olaüs Borrichius, Helvig, Schrœder, Camerarius, aux XVIe, XVIIe et XVIIIe siècles, en firent des applications externes dans les maladies les plus diverses, aussi bien dans la coxalgie que dans les fièvres intermittentes.

Le premier qui, à notre connaissance, en conseilla l'usage interne fut Stôrck, archiàtre de Vienne, qui en 1771 fit paraître une brochure de 61 pages in 8°, ayant pour but de prouver que sa réputation toxique avait fait à l'Anémone Pulsatille un tort injuste et qu'elle pouvait être donnée sans inconvénient et souvent d'une façon très avantageuse : *Venena terrent ægros et inscios; cur autem medicos terreant, ignoro.*

Stôrck citait quarante observations de guérison et d'amélioration de paralysies, d'affections oculaires et de syphilis, deux observations de guérison de paralysie avec atrophie, et enfin cinq succès miraculeux dans cinq cas d'amaurose.

Ce panégyrique était trop beau pour ne pas soulever de nombreuses critiques ; la réaction se fit avec les communications de Richter, Bergius et Schmucker qui déclarèrent n'avoir obtenu que des résultats négatifs et la Pulsatille fut reléguée pour un certain temps au fond des officines.

Ramm en 1828 (*Archives générales de médecine*, 1re série, tome XVI) préconisa en vain son emploi dans la coqueluche.

Hahnemann et ses disciples s'en emparèrent et en firent une brillante apologie. C'est ainsi que nous trouvons dans le *Manuel de Jahr* (1834, tome II) toute une série de phénomènes au moins singuliers que produisait l'Anémone Pulsatille à l'intérieur. C'étaient des vertiges, le criquement de la tête en marchant, le goût de viande gâtée dans la bouche, la leucorrhée épaisse comme de la crème, l'anthropophobie et la méfiance, etc. Mais en revanche, elle guérissait 1.153 symptômes. Les homéopathes avaient aussi observé que la trituration de la plante fraîche produisait de l'irritation des fosses nasales et de violents éternuements, et, fidèles à leurs doctrines, en firent un remède héroïque contre le coryza.

On l'essaie encore de temps en temps à l'étranger, tandis qu'en France elle tombe dans l'oubli le plus profond. Ce n'est plus qu'un poison dangereux que les praticiens relèguent plus loin que les têtes de vipère et les cloportes pulvérisés.

Peters, Piffard, Shapter, puis Borcheim et Chambers publient divers travaux sur son efficacité.

En France, les traités généraux se bornent à la mentionner en réclamant de nouvelles études, jusqu'en 1885 où Martel de Saint-Malo, justement frappé des résultats obtenus à l'étranger, en fait l'essai dans son service hospitalier et publie des résultats favorables.

En 1888, Dormand lui consacre sa thèse inaugurale.

En 1889, Bovet de Pougues l'emploie avec succès dans les affections utérines.

En même temps, l'Anémonine est étudiée à l'étranger par Broniewski, Brondgeest et Nola.

En janvier 1897, le docteur Le Grix de Paris recommande son usage à l'époque de la ménopause.

Telles sont, en quelques mots, les vicissitudes de l'Anémone Pulsatille employée comme médicament. Nous allons essayer d'apporter à son étude médicale notre modeste page.

PREMIÈRE PARTIE
ÉTUDE PHYSIOLOGIQUE DE L'ANÉMONE PULSATILLE

L'Anémone Pulsatille n'a été que peu étudiée par les physiologistes, tandis que l'Anémonine a été l'objet de plusieurs travaux assez importants. Il est en effet beaucoup plus facile d'expérimenter avec un corps neutre, cristallisé, bien défini, qu'avec une plante à laquelle il faut faire subir toute une série de manipulations préalables, afin d'éliminer, dans la mesure du possible, les causes d'erreur provenant soit du véhicule lui-même, soit de la perte ou de la modification d'un ou plusieurs de ses principes. D'ailleurs la plupart des auteurs considéraient l'Anémonine comme le principe actif des Anémones.

Nous étudierons successivement l'historique des travaux sur l'Anémone Pulsatille plante, sur son principe âcre et enfin sur l'Anémonine ; puis nous exposerons nos recherches personnelles, nous en comparerons les résultats avec ceux des auteurs précédents et nous exposerons nos conclusions.

Historique des travaux sur la Physiologie de l'Anémone Pulsatille, plante.

Störck s'était peu inquiété de son mécanisme d'action ; il avait noté de l'irritation locale, des nausées, des vomissements, de la diarrhée, de la diurèse, des éruptions cutanées et enfin de l'hyperesthésie élective sur les points où la sensibilité paraissait amoindrie.

Orfila l'étudie surtout au point de vue toxique et publie ses expériences sur les chiens. D'après lui, dix grammes d'extrait aqueux d'Anémone Pulsatille appliqués sur une plaie de la cuisse amènent de la parésie et de l'insensibilité après 24 heures et la mort le surlendemain. A l'intérieur, 165 grammes de suc de Pulsatille fraîche sont injectés dans l'œsophage qui est ensuite lié. L'animal devient insensible et immobile ; la respiration s'accélère et la mort survient en 6 heures. L'ingestion de 24 grammes de poudre sèche n'est suivie d'aucun accident. De ces expériences, il concluait, en 1826 :

1° Que l'Anémone Pulsatille détermine une inflammation intense des parties avec lesquelles elle est en contact ;

2° Qu'elle est absorbée et portée dans le torrent circulatoire ;

3° Qu'elle paraît agir en stupéfiant le système nerveux ;

4° Que ses propriétés délétères résident dans toutes les parties de la plante ;

5° Que ses effets sont beaucoup moindres et même nuls quand elle a été desséchée.

Puis arrive la découverte de l'Anémonine et Orfila, en 1855, s'empresse de modifier sa première conclusion ainsi que suit :

« L'Anémone Pulsatille doit être considérée comme
« un poison irritant énergique dont l'action paraît due
« à l'Anémonine. »

Galtier cite tous les cas d'accidents signalés par les auteurs anciens, rongements d'estomac (Vicat), paupières rouges et tuméfiées avec obscurcissement de la vue, coliques, vomissements (Bergius), gangrène de la jambe (Bulliard). Il termine en disant que ces divers faits auraient besoin d'être soumis au creuset de l'expérience.

Fonsagrives, dans son article *in* « Dict. Encyclopédique de Dechambre », constate l'absence de lésions à l'autopsie, d'où il conclut à une action générale sur les centres nerveux.

Broniewski considère l'Anémone Pulsatille comme un toxique dangereux qui agit sur le centre respiratoire en le stimulant tout d'abord, puis en le paralysant. Elle diminue l'activité du cœur et la mobilité volontaire. Elle est toxique en infusion à la dose de 10 grammes, ou en teinture à la dose de 10 à 20 grammes.

Martel, dans son deuxième mémoire sur le traitement de l'épididymite par la Pulsatille, rapproche celle-ci de l'Aconit par son action analgésique.

Dormand émet la même opinion.

D'après *Soulier*, l'Anémone Pulsatille produirait assez facilement des phénomènes d'ordre toxique sur le cerveau et la moelle allongée (sommeil, dyspnée), peut-être aussi sur la moelle et les muscles.

Historique des travaux physiologiques sur le principe âcre de l'Anémone Pulsatille

La plupart des auteurs ont observé que la dessiccation, en enlevant ou modifiant le principe âcre de la plante, la rendait inoffensive et lui faisait perdre ses propriétés médicamenteuses.

Clarus remarque que cette huile essentielle paralyse la moelle et le bulbe et irrite les plexus nerveux des reins et des voies digestives.

D'après *Piffard*, l'Anémone Pulsatille doit son action énergique à un principe cristallisable, volatil, de réaction neutre. Cette substance âcre appliquée sur la langue produit une sensation de piqûre. La plante desséchée est presque d'un effet nul.

Dragendorff et son élève *Basiner* étudient la toxicologie de l'Anémonol ou principe âcre. De leurs expériences, il résulte que l'action dominante est surtout irritative, et ils la comparent à celle de la cantharide et de l'euphorbe. L'estomac et le duodenum sont fortement injectés, le foie et le cerveau sont hyperémiés. On ne retrouve pas l'Anémonol dans l'urine.

L'Anémone Pulsatille, d'après *Binz*, contient un acide et un corps cristallisable, l'Anémonin, camphre de l'Anémone qui cause la mort des lapins à la dose de 4 à 5 centigrammes.

Historique des travaux physiologiques
sur l'Anémonine

Galtier cite, d'après *Heyer*, une femme amaurotique qui prit un demi-grain (2 centigrammes 1/2) d'Anémonine avec du sucre et en éprouva une abondante sécrétion urinaire et des douleurs de tête lancinantes. Les cristaux liquéfiés à la flamme d'une chandelle acquièrent une saveur piquante et laissent sur la langue, dont ils diminuent la sensibilité pendant plusieurs jours, une tache blanche.

Flückiger et *Hanbury* attribuent à l'Anémonine les propriétés vésicantes et même caustiques de la plante. Elle exerce sur l'économie une action générale puissante probablement analogue à celle de l'Aconitine. Elle constitue peut-être un médicament de premier ordre, mais n'a encore été l'objet d'aucune étude approfondie.

Broniewski, qui l'a expérimentée sur les animaux, donne les chiffres suivants : 10 centigrammes d'Anémonine tuent une grenouille en 1 heure ; 4 centigrammes en 4 heures 1/2, 1 centigramme en 24 heures. Deux grammes d'anémonine tuent les chiens en 24 ou 36 heures ; ils présentent les symptômes suivants : dyspnée croissante, ralentissement des mouvements du cœur, torpeur, paralysie et à dose élevée, diarrhée. La mort semble survenir par arrêt du cœur.

L'Anémonine, d'après *Dragendorff*, a sur la peau une action inconstante ; dans 20 expériences faites sur une même personne, 12 ont donné des résultats négatifs, 4 ont produit une rougeur de la peau, 3 de petites vésicules, et une la formation d'une grosse phlyctène. Les chats furent empoisonnés avec 34 centigrammes d'Anémonine. Chez les grenouilles, l'Anémonine ralentit la respiration et la rend irrégulière ; elle empêche les mouvements volontaires, en n'altérant que très peu l'irritabilité réflexe.

L'Anémonine, d'après *Vigier,* aurait une toxicité moins forte que celle qu'on a l'habitude de lui attribuer ; l'auteur en a pris souvent 10 centigrammes sans éprouver aucun effet.

Brondgeest d'Utrecht étudie l'action physiologique de

l'Anémonine sur les grenouilles et les lapins. Une dose de 20 à 30 milligrammes en solution salée abolit chez la grenouille les fonctions du cerveau, les mouvements volontaires, détermine des convulsions, la paralysie et la mort. La moelle épinière est attaquée la dernière, car, dans la période de paralysie générale, on peut, en stimulant fortement, obtenir des actions réflexes. Elle n'exerce pas d'action irritante sur les nerfs moteurs ou les muscles. Les mouvements du cœur ne sont que fort peu affaiblis. La dose toxique chez le lapin est de 15 centigrammes par kilog en injection intra-veineuse.

Dupuy attribue à l'Anémonine une toxicité considérable ; il a observé, dans ses expériences du hoquet, de l'hébétude, du tremblement des membres et de la diarrhée sanguinolente. Bientôt les fonctions des sens se pervertissent, et il se produit des spasmes, des convulsions et la mort.

Nola a expérimenté l'action de l'Anémonine sur les grenouilles, les cobayes, les lapins et les chiens.

Chez la grenouille la dose mortelle minima est de 5 milligrammes. On observe de la parésie avec intégrité des réflexes, de la paralysie, puis des convulsions. Comme effets secondaires, Nola a noté parfois un changement de coloration de la peau qui devient bronzée et s'obscurcit, de la cyanose des extrémités et de l'œdème de la langue. Les chiens sont très résistants, presque réfractaires à l'Anémonine ; sur un chien de 5 kilogs l'injection intra-veineuse de 50 centigrammes de poison n'amène qu'un vomissement et un peu de torpeur.

Chez les lapins la dose toxique est de 15 à 20 centigrammes.

La dose mortelle minima pour le cobaye est de 5 centigrammes.

Les fonctions respiratoire et cardiaque, d'abord peu modifiées, sont ensuite fortement déprimées, comme les autres fonctions de l'organisme. La mort a lieu par asphyxie, tandis que le cœur continue à battre pendant 15 à 20 minutes.

Nola recherche ensuite le mécanisme des trois phases qu'il a observées chez tous les animaux, hypnose, paralysie et convulsions, les deux premières étant constantes, la troisième manquant quelquefois et il arrive à formuler ces conclusions :

1° L'Anémonine est un poison à action lente, quelle que soit la dose employée.

2° L'empoisonnement a trois périodes bien distinctes, l'hypnose, la paralysie, les convulsions.

3° La période paralytique présente deux phases : dans la première, la sensibilité et les réflexes sont conservés ; dans la seconde, ils sont ou supprimés, ou fortement amoindris.

4° Toutes ces phases existent avec l'emploi de doses fortes ou moyennes ; de faibles quantités n'amènent que l'hypnose avec un retour assez rapide à l'état physiologique.

5° Les deux premières phases, hypnose et paralysie, sont constantes ; les convulsions peuvent exceptionnellement manquer.

6° Ces convulsions varient de forme et d'intensité, depuis le spasme isolé d'un muscle jusqu'aux convulsions toniques et cloniques généralisées.

7° Comme le sommeil produit par tous les hypnotiques, le sommeil anémonique est probablement dû à une action physicochimique sur l'écorce cérébrale.

8° La paralysie est d'origine centrale, d'abord par action sur le cerveau et ensuite sur la moelle.

9° Les convulsions sont d'origine bulbaire.

10° Les fonctions respiratoire et cardiaque ne sont atteintes que tardivement.

11° La mort arrive en complète résolution musculaire par arrêt du mécanisme respiratoire.

Tels étaient les travaux physiologiques publiés sur l'Anémone Pulsatille, l'Anémonin et l'Anémonine. Nous avons exécuté de nombreuses expériences sur divers animaux, grenouilles, cobayes, lapins et chiens. Nous n'en citerons que quelques-unes qui serviront, pour ainsi dire, d'illustrations à notre étude. Dans un premier chapitre, nous exposerons nos recherches sur la toxicité et l'action de l'Anémonine sur les divers appareils. Un second chapitre sera consacré à nos expériences sur les sucs et extraits de la plante elle-même. Nous comparerons dans un troisième chapitre les résultats obtenus et nous essaierons d'en tirer quelques conclusions.

CHAPITRE I

Physiologie de l'Anémonine.

Notre premier soin a été de nous procurer de l'Anémonine de provenance française, anglaise et allemande, afin de pouvoir contrôler leur égalité d'action.

Tous ces échantillons sont d'aspects assez dissemblables, les uns à odeur aromatique, d'autres absolument inodores. Dans toutes nos expériences, nous nous sommes constamment servi de la mixture indiquée par Brondgeest et ainsi composée :

Anémonine 2 grammes 50, chlorure de sodium pur 2 grammes 50, eau distillée Q. S. pour 100 centimètres cubes.

Cette mixture renferme donc deux centigrammes et demi de principe actif par centimètre cube.

§ 1ᵉʳ Toxicité de l'anémonine.

L'essai de la toxicité de l'Anémonine nous a donné des résultats différents suivant sa provenance.

Chez la grenouille, la dose relativement faible de 2 centigrammes 1/2 en injection sous la peau de la cuisse ou du dos amène la mort dans un temps variable oscillant entre 7 à 12 heures pour les produits étrangers et 15 à 25 heures pour le produit français.

Avec la dose massive de 10 centigrammes, les produits étrangers ayant laissé une survie de 4 à 6 heures, l'Anémonine française n'a tué les animaux en expérience qu'en 10 à 12 heures.

La dose de 2 centigrammes 1/2 a été constamment mortelle pour les grenouilles Esculenta et Temporaria d'un poids variant de 40 à 70 grammes ; 1 centigramme d'Anémonine allemande a été bien supporté.

Dans nos expériences sur les animaux à sang chaud, nous avons noté chez le cobaye et le lapin une sensibilité plus grande que chez la grenouille ; mais le chien résiste toujours beaucoup mieux.

Une injection hypodermique de 10 centigrammes d'anémonine allemande tue un cobaye de 750 grammes en 12 heures. Un dose de 30 centigrammes tue un lapin dans le même temps.

Par contre l'injection intra-veineuse de 40 centigrammes de cette même Anémonine à un chien de 2 kgs. 500 le laisse en parfaite santé.

Le coefficient de toxicité de l'Anémonine nous semble impossible à établir d'une façon générale, car, suivant le lieu de production ou d'achat, les variations sont très étendues. Le produit le plus actif dont nous nous soyons servi, nous a donné comme dose mortelle, chez le lapin, de 12 à 13 centigrammes par kilog d'animal.

§ 2. — ACTION PHYSIOLOGIQUE DE L'ANÉMONINE.

A. — *Action locale.*

Un tampon de coton hydrophile imbibé des diverses solutions d'Anémonine est appliqué sur l'avant-bras, recouvert de taffetas gommé et laissé 6 heures en place. Aucune sensation de cuisson ; quand nous enlevons le pansement, la peau est presque toujours normale et nous n'avons noté qu'exceptionnellement une légère rougeur rapidement disparue.

Les grenouilles ne présentent aucun changement de coloration de la peau à l'endroit de la piqûre.

L'action locale de l'Anémonine nous semble donc à peu près nulle.

B. — *Action sur les nerfs et les muscles.*

Avec toutes les doses et à toutes les périodes de l'observation, nous avons constaté une excitabilité normale aussi bien du muscle que du nerf.

L'Anémonine ne nous semble donc avoir d'action ni sur les nerfs, ni sur les muscles.

C. — *Action sur les centres nerveux.*

L'action de l'Anémonine sur les centres nerveux se révèle le plus souvent par de la torpeur, de la parésie et enfin de la paralysie.

L'apparition de ces phénomènes est plus ou moins rapide suivant la dose injectée et suivant la provenance de l'Anémonine. Avec 2 centigrammes 1/2 d'Anémonine allemande, la parésie survient en un temps moyen de 6 heures. Avec l'Anémonine française, il faut une moyenne de 12 heures pour observer le même phénomène.

Avec de fortes doses, nous observons des variations énormes, de 40 minutes à 14 heures, pour des animaux de poids sensiblement égal.

Durant la période de parésie, l'animal se tient immobile, les yeux fermés, les membres ramassés et la tête basse. Puis les pattes postérieures s'étendent et s'immobilisent ; quand l'animal cherche à se mouvoir avec les pattes antérieures, il les traîne derrière lui. Au bout

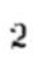

2

d'un temps plus ou moins long, les membres antérieurs sont pris et la paralysie est généralisée. Cette phase dure plusieurs heures ; au début et pendant un certain temps, les réflexes conservent leur intégrité. L'animal réagit aussi fortement qu'à l'état normal ; les mouvements volontaires seuls n'existent plus.

Puis peu à peu les réflexes sont diminués et des excitations plus fortes sont nécessaires ; ils s'affaiblissent progressivement et disparaissent. L'animal est en état de mort apparente.

Dans la plupart de nos observations l'action sur le système nerveux s'est limitée à ces phénomènes, mais dans quelques cas nous avons vu survenir des convulsions toniques ou cloniques, soit au début de la période de paralysie, après une parésie plus ou moins longue, soit d'emblée, sans aucun autre symptôme, de 12 à 24 heures après l'injection.

Nous avons observé cette phase convulsive, d'ailleurs très inconstante, avec des doses faibles d'Anémonine allemande, ou des doses très fortes d'Anémonine française.

Contrairement aux phénomènes paralytiques, la contracture débutait souvent par les membres supérieurs et les muscles du cou. Dans certains cas, cette contracture tétanique s'accompagnait de secousses plus ou moins violentes limitées à un membre ou plus souvent généralisées.

Expériences.

I. — A une forte grenouille, Temporaria femelle de 79 grammes, nous injectons à trois heures 4 centimètres cubes de mixture, soit 10 centigrammes d'Anémonine. Période d'excitation, puis de somnolence. A 3 heures 40, l'animal est parésié, ses réflexes persistent. A 3 heures 42, accès tétanique généralisé, puis paralysie avec diminution des réflexes, abolition des mouvements respiratoires ; le cœur bat lentement. A 4 heures 50, les réflexes sont à peu près abolis. Le cœur se ralentit de plus en plus. Trouvée morte le lendemain.

II. — A une grenouille Esculenta mâle de 55 grammes, à 3 heures, injection de 2 centigrammes 1/2 d'Anémonine allemande ; aucun phénomène le jour, ni le lendemain matin. A 3 heures est prise d'accès tétaniques violents, se paralyse et meurt à 3 heures 55.

D. — Action sur le cœur et la circulation.

Chez les grenouilles, les doses faibles ne semblent pas influencer le cœur.

Sur une grenouille immobilisée par la section du bulbe, nous préparons le cœur par ablation du sternum et ouverture du péricarde. Avec une pipette nous instillons sur le cœur même quelques gouttes des diverses solutions d'Anémonine sans aucun effet apparent.

L'injection sous-cutanée de 2 centigrammes 1/2 ne produit rien sur le cœur au bout de 24 heures.

Les fortes doses ralentissent les battements une heure ou deux après l'injection. Cette phase de ralentissement est parfois entrecoupée de courtes périodes d'accélération.

Chez les animaux à sang chaud, le cœur nous paraît faiblement influencé, même avec des doses considérables. Une injection intra-veineuse de 10 centigrammes d'Anémonine augmente légèrement la pression artérielle sans ralentir le cœur. Le volume du rein et du testicule augmente parallèlement à la pression sanguine (voir le tracé, p. 38).

E. — *Action sur la respiration.*

Chez les grenouilles, nous avons constamment noté un ralentissement presque immédiat des mouvements respiratoires, même avec de faibles doses, ralentissement suivi au bout d'un temps assez court d'un retour au rythme normal.

Avec de fortes doses, nous avons observé un ralentissement immédiat présentant des périodes d'abolition complète de la respiration.

Chez les animaux à sang chaud, l'injection intra-veineuse de 10 centigrammes d'Anémonine ne nous a paru influencer en rien ni le rythme, ni l'amplitude des respirations.

§ 3. — MÉCANISME D'ACTION.

Nous allons essayer d'interpréter l'action de l'Anémonine sur les divers centres nerveux et de rechercher la part dévolue au cerveau, au bulbe et à la moelle aux diverses périodes que nous avons observées.

Et d'abord la paralysie est-elle d'origine centrale ou périphérique ? Si elle était d'origine périphérique, elle serait due à une modification fonctionnelle du nerf moteur, de sa terminaison intra-musculaire ou de la fibre striée elle-même. Or, dans nos expériences, nous avons vu que l'excitabilité des nerfs moteurs et des muscles ne semblait pas influencée par l'Anémonine ; ils réagissent sensiblement comme des nerfs et des muscles normaux ; leur vitalité et leur fonctionnement n'ont subi aucune atteinte apparente.

Nous pouvons donc conclure que la paralysie est d'origine centrale. Une autre démonstration peut en être faite. Nous lions la patte postérieure droite d'une grenouille en laissant en dehors le nerf sciatique et nous injectons 10 centigrammes d'Anémonine sous la peau du dos. La paralysie se montre aussi rapidement dans la patte liée que dans l'autre et les muscles réagissent des deux côtés avec la même intensité sous la même excitation électrique. L'excitation des deux nerfs sciatiques produit une contraction égale dans les deux membres.

Si de ces expériences nous rapprochons ce fait que les réflexes persistent pendant un certain temps après l'abolition des mouvements volontaires, nous nous croyons autorisé à conclure que la paralysie est d'origine centrale, débute dans l'encéphale et atteint ensuite la moelle.

L'action sur la respiration et sur le cœur ainsi que les convulsions doivent être attribuées à une action centrale.

Nous n'avons observé en aucun cas d'œdème de la langue, ni de coloration bronzée de la peau.

§ 4. — Conclusions.

1° La toxicité et l'intensité d'action de l'Anémonine varient avec sa provenance.

2° Elle agit comme poison lent en portant son influence sur le système cérébro-spinal.

3° A forte dose, elle ralentit le cœur des grenouilles et ne paraît pas avoir d'influence sur le cœur des animaux à sang chaud.

4° Chez les grenouilles, la respiration est ralentie et même abolie ; elle n'est pas influencée chez les animaux à sang chaud.

5° Le symptôme le plus généralement observé est la paralysie d'origine centrale avec diminution tardive des réflexes.

6° Les convulsions manquent le plus souvent ; quand nous les avons observées, tantôt elles étaient précédées de parésie, tantôt elles étaient le symptôme initial.

En comparant ces résultats avec ceux qui ont été publiés par les auteurs, nous voyons que les diverses Anémonines que nous avons employées semblent être beaucoup moins actives que celle de Nola et de Broniewski. Les diverses phases de l'empoisonnement se succèdent avec plus de lenteur, quoique les doses employées soient généralement plus fortes ; leur coefficient de toxicité est aussi moins élevé. Ainsi Broniewski observe la mort en une heure avec 10 centigrammes d'Anémonine, tandis qu'avec la même dose, il nous faut de 4 à 12 heures pour obtenir le même résultat. Dans ses expériences, la mort arrive en 24 heures avec 1 centigramme de poison; nous avons vu que la même dose a laissé survivre nos grenouilles.

Nola indique comme dose mortelle minima 5 milligrammes, c'est-à-dire moitié de celle qui ne nous donne pas de résultat.

Le coefficient de toxicité indiqué par Brondgeest est sensiblement égal au nôtre, 15 centigrammes par kilogramme d'animal.

Nous devons aussi faire remarquer que les auteurs n'ont pas noté les mêmes symptômes du côté des divers appareils.

Broniewski indique un ralentissement du cœur et de la respiration que Brondgeest et Nola n'ont pas observé,

Nous avons vu, dans nos expériences, les doses élevées produire ce ralentissement chez la grenouille, tandis que les mêmes fonctions ne semblaient pas atteintes chez les animaux supérieurs. Broniewski ne parle pas de la phase convulsive que Nola et Brondgeest observent presque constamment et que nous avons notée nous-même dans quelques observations.

En somme, il ressort aussi bien des travaux antérieurs que de nos expériences propres que l'Anémonine n'est pas une dans son action et que sa toxicité est variable suivant sa provenance et suivant le mode ou la date de sa préparation, sans que nous puissions rien préjuger de plus.

CHAPITRE II

Physiologie des préparations d'Anémone Pulsatille

Nous avons étudié successivement l'action de la plante sèche et celle de la plante fraîche.

Pour la plante sèche nous nous sommes servi d'une infusion de feuilles et fleurs à 20 pour 100.

Nous avons ensuite essayé l'alcoolature préparée avec parties égales de plante fraîche et d'alcool à 90° ; mais cette préparation renfermait beaucoup trop d'alcool pour ne pas fausser nos expériences ; nous n'en avons étudié que l'action locale.

Nous avons pu récolter la plante fraîche dans son complet développement, c'est-à-dire au début de la floraison. Nous en avons préparé :

1° Un suc en triturant 100 grammes de feuilles et fleurs avec 200 grammes d'eau distillée, puis pressant et filtrant ;

2° Une infusion dans les proportions de 50 pour 100.

Mais ces préparations toujours louches laissent déposer au bout de peu de temps des flocons qui rendaient les injections très difficiles en obstruant les aiguilles. De plus elles se conservaient mal et devaient être fréquemment renouvelées.

Plus tard, pour nous permettre d'expérimenter plus longtemps avec la plante fraîche qui commençait à disparaître, nous avons préparé un suc légèrement alcoolisé en triturant 100 grammes de feuilles et fleurs avec 180 grammes d'eau et 20 grammes d'alcool à 90°.

Après filtration, nous obtenons une solution très colorée et très limpide dont la conservation est un peu plus longue.

Puis, quand nous n'avons plus eu de plante fraîche, nous avons préparé un extrait en distillant dans une cornue de verre au B. M. l'alcoolature d'Anémone Pulsatille jusqu'à ce que l'alcool ne passât plus. Il est resté dans la cornue un liquide foncé, trouble, laissant surnager par le repos des gouttelettes huileuses vert foncé, qui reprenait rapidement toute son homogénéité par l'agitation.

Enfin cet extrait a été traité par le chloroforme et les 2 principes, l'un soluble dans ce véhicule, l'antre insoluble, ont fait l'objet de nos dernières expériences.

§ 1. — TOXICITÉ DE L'ANÉMONE PULSATILLE

L'infusion de plante sèche représente le cinquième de son poids de plante, soit en tenant compte de l'eau de végétation, le principe de son poids de plante fraîche.

L'infusion et le suc de plante fraîche représentent les principes actifs de la moitié de leur poids de plante ; au contraire, l'extrait obtenu avec l'alcoolature vaut sensiblement le double de son poids d'Anémone (175 grammes d'extrait équivalant à 355 grammes de plante) ; il est donc quatre fois plus actif que les préparations précédentes.

Nous avons d'abord essayé la toxicité de l'infusion de plante sèche. L'injection de 4 centimètres cubes de cette liqueur répétée un grand nombre de fois sur les gre-

nouilles n'a jamais amené la mort. Nous croyons donc pouvoir dénier le rôle de toxique à cette infusion puisque la dose injectée représentait 4 grammes de plante. Disons de suite que nous n'avons jamais observé d'action sur les divers appareils avec cette préparation, sauf quelquefois un peu de torpeur qui se dissipait rapidement.

La dose de 4 centimètres cubes d'infusion ou de suc de plante fraîche, soit 2 grammes d'Anémone Pulsatille, ne tue pas les grenouilles dans les deux tiers des cas ; dans l'autre tiers, l'animal succombe après 24 ou 36 heures. Nous pouvons donc considérer cette dose comme dose minima toxique pour la grenouille et remarquons qu'elle est énorme pour un poids moyen de 45 à 50 grammes d'animal.

La mort paraît survenir par arrêt du cœur.

Les cobayes succombent en 24 ou 36 heures à l'injection sous-cutanée de la même dose de 4 centimètres cubes sans qu'aucune lésion apparaisse à l'autopsie. C'est une dose d'environ 3 à 4 grammes d'Anémone Pulsatille par kilogramme d'animal.

Chez le lapin, nous avons obtenu l'intoxication aiguë et la mort en une heure et demie par l'injection intra-veineuse du principe actif de 50 grammes de plante fraîche par kilogramme d'animal.

La mort a semblé survenir par arrêt respiratoire.

Chez le chien, l'injection intra-veineuse du principe actif de 10 grammes d'Anémone pulsatille par kilo-gramme d'animal n'amène pas la mort ; l'immunité du chien semble donc exister aussi bien vis-à-vis de la plante fraîche que vis-à-vis de l'Anémonine,

§ 2. — Action physiologique de l'anémone pulsatille

A. — *Action locale.*

Pour étudier l'action locale des préparations d'Anémone Pulsatille, nous en imbibions légèrement un petit tampon de coton hydrophile que nous appliquions sur l'avant-bras en le recouvrant d'une feuille de taffetas gommé et d'une bande de gaze. Si l'application restait complètement indolore, nous laissions le tout en place pendant 6 heures ; au cas où le patient ressentait une légère cuisson, nous enlevions le pansement plus rapidement.

Avec l'infusion de plante sèche, nous n'avons jamais observé d'irritation même légère de la peau. L'application des préparations de plante fraîche nous donne au contraire constamment de l'érythème suivi de vésication. Ce pouvoir vésicant diminue progressivement et a complètement disparu dans une infusion ou un suc préparés depuis quinze jours.

L'alcoolature produit la même vésication, qu'elle soit préparée depuis un an ou depuis quelques jours.

L'extrait obtenu par distillation de l'alcoolature contient son principe irritant, mais la solution étant plus concentrée, la vésication est plus rapide et plus étendue.

L'eau distillée concentrée cause une cuisson presque immédiate, son application pendant cinq minutes amène l'apparition ultérieure de petits vésicules.

Ce principe vésicant ne résiste pas à l'action des alcalis ; les différentes préparations additionnées d'une légère quantité de potasse ou de soude n'ont plus aucune action sur la peau.

Nous avons essayé successivement l'extrait épuisé par le chloroforme et le résidu de l'évaporation de ce véhicule.

Le principe insoluble dans le chloroforme appliqué pendant 6 heures sur la peau du bras ne cause qu'une légère rougeur insignifiante, sans apparition ultérieure de vésicules ou de phlyctènes.

Le principe soluble dans le chloroforme cause un picotement assez intense, aussitôt son application. Pour éviter une irritation trop vive, nous en imbibons légèrement un centimètre carré de papier à filtrer que nous pressons entre deux doubles et que nous appliquons pendant une demi-heure. Quand nous le retirons, nous constatons une plaque érythémateuse, très saillante, blanchâtre, indurée, de surface double du papier appliqué ; toute la zone indurée est anesthésiée et non douloureuse. Au bout de 12 heures, apparition de petites vésicules pleines de sérosité transparente, qui peu à peu deviennent confluentes et donnent lieu à une phlyctène généralisée qui s'ouvre spontanément et guérit très vite, sans douleur bien appréciable à aucun moment de son évolution.

Cette action irritante a été vérifiée plusieurs fois au cours de nos expériences.

Assez souvent, en injectant nos solutions dans la cuisse des grenouilles, nous avons observé soit des érosions, soit des taches noirâtres analogues à des brûlures à l'endroit de la piqûre.

Chez les cobayes, nous avons constamment observé une induration consécutive à l'injection hypodermique de nos produits persistant plusieurs jours et une fois un

phlegmon de la paroi abdominale qui a guéri spontanément sans retentir à aucun moment sur la santé générale de l'animal.

B. — *Action sur les muscles et les nerfs.*

A haute dose, les préparations de plante fraîche ont
paru diminuer notablement l'excitabilité des muscles et
des nerfs.

A 3 heures 55 nous injectons à une grenouille Esculenta mâle
4 centimètres cubes de suc. A 4 heures 15, abolition des mouvements respiratoires ; à 4 heures 20, parésie et somnolence. A
4 heures 55, paralysie débutant par les pattes postérieures et se
généralisant rapidement avec persistance des réflexes. Le cœur
est très ralenti.

A 5 heures 5, abolition des réflexes ; les battements du cœur ne
sont plus perceptibles. Nous excitons le nerf et le muscle avec
des courants induits provenant d'une bobine à chariot de Du Bois
Reymond. L'excitation ne commence qu'à des distances faibles
de la bobine induite et les contractions sont peu intenses. Diminution considérable d'excitabilité des muscles et nerfs compara-
tivement à ceux d'une grenouille témoin. Le cœur se ralentit
de plus en plus et s'arrête.

C. — *Action sur les centres nerveux.*

L'action de l'Anémone Pulsatille sur l'organisme
présente comme phénomène initial, chez la grenouille,
de la torpeur, de la parésie et enfin de la paralysie.

Les doses faibles ne causent qu'une parésie passagère ; avec les doses élevées (2 grammes de plante),
nous observons de la somnolence presque immédiate et
de la paralysie de 30 minutes à une heure après l'injection.

Les doses massives, soit 3 centimètres cubes d'extrait représentant 6 grammes de plante, amènent une paralysie immédiate des membres postérieurs ; les réflexes sont abolis très rapidement dans les membres atteints. Puis la paralysie se généralise et la mort apparente survient en moins d'une heure.

Soit avant la paralysie complète, soit pendant ou à la fin de cette période, il survient habituellement des convulsions toniques et cloniques débutant par les pattes antérieures et le cou. Quand ce phénomène se produit, l'animal succombe toujours, les membres restant en contracture.

Dans nos expériences sur les cobayes et les lapins, avec de faibles doses nous observons une parésie passagère. Les doses plus fortes amènent la paralysie des articles postérieurs, puis la paralysie généralisée avec abolition de tous les réflexes.

Avec les doses mortelles, nous avons observé des secousses tétaniques et des contractures à la fin de la période paralytique.

D. — *Action sur la respiration.*

Chez les grenouilles, avec des doses moyennes, nous avons toujours observé un ralentissement et même un arrêt complet à la respiration ; ce ralentissement précédait la parésie et pour les doses faibles, nous a semblé constituer, avec un peu de torpeur, le seul symptôme morbide.

Chez les lapins, les cobayes et les chiens, nous voyons aussi ce ralentissement, avec périodes d'arrêt, se produire par l'injection de doses faibles pour les deux premières espèces, de doses beaucoup plus fortes pour les chiens.

Puis les mouvements respiratoires s'accélèrent de plus en plus, atteignent, dépassent le chiffre primitif et arrivent à une vitesse énorme.

E. — *Action sur le cœur et la circulation.*

Dans nos expériences sur les grenouilles, nous avons constamment observé un ralentissement du cœur, même avec de faibles doses.

L'instillation des diverses préparations sur le cœur des grenouilles dont le bulbe a été sectionné a toujours amené un ralentissement très net et très rapide (voir les tracés).

Avec des doses plus fortes en injection sous-cutanée, le cœur bat de moins en moins vite et avec une amplitude de moins en moins grande jusqu'à l'arrêt complet en diastole.

Dans un certain nombre de cas, on observe de la discordance entre les battements de l'oreillette et ceux du ventricule dont certaines systoles avortent.

Chez les cobayes, les lapins et les chiens, même à dose peu élevée, l'injection d'Anémone Pulsatille produit un ralentissement passager du cœur. Puis les pulsations reviennent au chiffre normal et s'y maintiennent jusqu'à la mort.

Chez le chien, l'injection de fortes doses nous a paru d'abord ralentir le cœur, puis ensuite l'accélérer légèrement.

Si nous faisons à un chien une injection intra-veineuse d'une solution préparée avec la plante fraîche, nous

observons une augmentation de la pression carotidienne
et simultanément une diminution de volume du rein et
des testicules. En même temps le volume de la langue
et de la patte augmentent. Ce fait très net et constant
démontre l'existence d'une action vaso-constrictive sur
les organes abdominaux.

Nous avons également cherché la preuve de cette vaso-
constriction dans des observations thermométriques
prises simultanément dans le rectum, la veine cave supérieure et l'aisselle d'un chien.

A la fin d'une injection intra-veineuse d'extrait d'alcoolature à un chien curarisé, nous avons observé un
abaissement de la température du rectum et de la veine
cave et une augmentation simultanée de la température
de la peau. On ne peut attribuer l'élévation de la température périphérique que nous avons observée à une sur-
production de chaleur, puisque l'augmentation de température ne se manifeste qu'à la périphérie. Il faut donc
admettre une activité plus grande de la circulation cu-
tanée. Cette activité plus grande ne dépend pas non plus
d'une paralysie de l'appareil vaso-moteur consécutive à
une excitation trop puissante, car l'élévation de température coïncide avec une élévation de la pression artérielle.

Il y a en même temps abaissement de la température
centrale, ainsi qu'en témoignent les thermomètres placés
dans la veine cave et le rectum. Nous avons ainsi une
nouvelle preuve de la vaso-constriction des organes abdominaux et de la vaso-dilatation périphérique.

En résumé, l'Anémone Pulsatille ralentit et paralyse
le cœur des grenouilles ; chez les animaux à sang chaud,
cette action semble très passagère ; elle élève la pression

PARALYSIE PROGRESSIVE DU CŒUR PAR INSTILLATION DE QUELQUES GOUTTES
D'EXTRAIT D'ALCOOLATURE D'ANÉMONE PULSATILLE

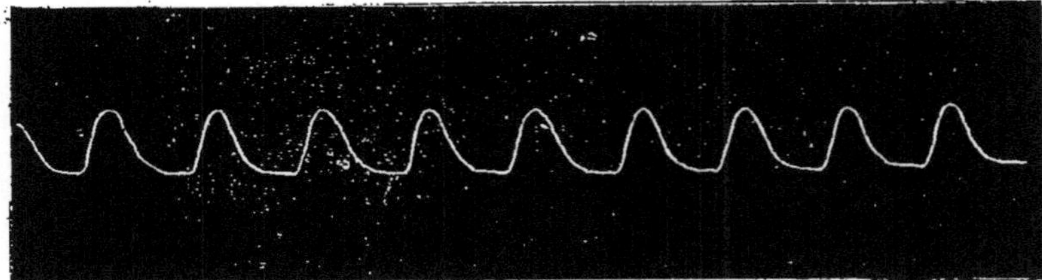

Tracé normal du cœur de la grenouille en expérience.

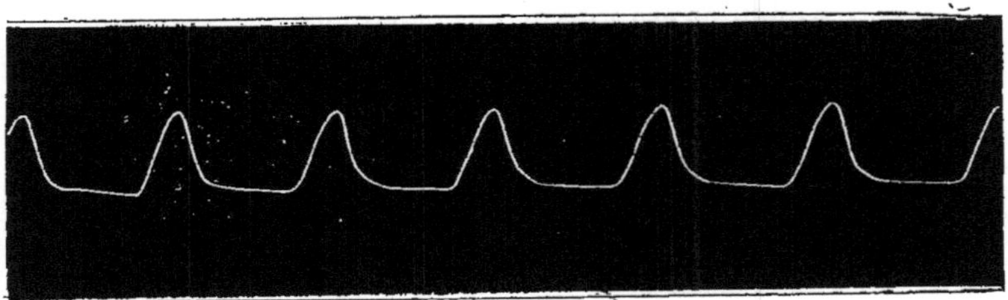

2 minutes après l'instillation (même vitesse du cylindre).

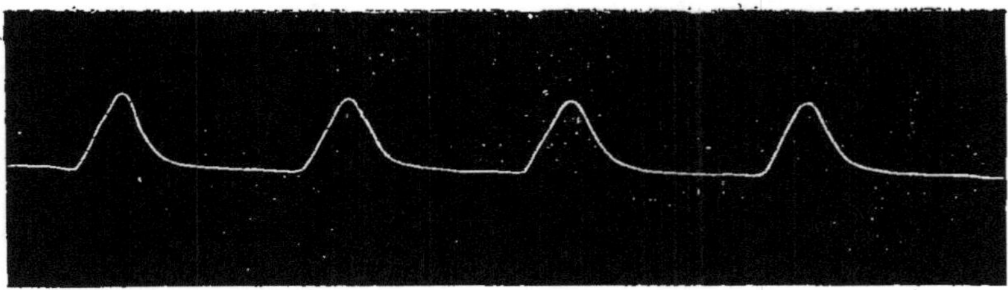

5 minutes après (même vitesse du cylindre).

sanguine ; elle est vaso-constrictive des organes centraux et vaso-dilatatrice de la périphérie.

EXPÉRIENCES

1. — Grenouille immobilisée par la section du bulbe, le cœur est préparé avec le cardiographe de Marey. Avec une petite pipette nous instillons directement sur le cœur quelques gouttes de suc d'Anémone Pulsatille fraîche.

Le cœur est ralenti (Voir les tracés).

---

2. — Lapin de 3 kg. 500.

Les pulsations cardiaques sont enregistrées au moyen d'une pointe enfoncée dans le cœur et reliée à un tambour enregistreur.

La respiration est prise au pneumographe.

Environ 200 pulsations cardiaques à la minute.

27 respirations par minute.

Dans la veine jugulaire dénudée et ouverte, nous commençons à 3 heures 12 une injection d'extrait d'Anémone Pulsatille à raison d'un centimètre cube par minute.

A 3 heures 26, le cœur est ralenti et ne bat plus que 150 pulsations à la minute.

Accélération passagère de la respiration, 40 par minute, qui devient ensuite superficielle et même s'arrête à certains moments.

Après l'injection de 16 centimètres cubes, anesthésie avec absence complète de réflexes.

Le cœur revient bientôt à 200 pulsations et s'y maintient pendant toute la durée de l'expérience. La respiration revient aussi à son point de départ, puis s'accélère progressivement jusqu'à atteindre une vitesse qu'il ne nous est plus possible de déterminer.

Au bout d'une heure d'expérience, c'est-à-dire après l'injection de 60 centimètres cubes d'extrait, l'animal présente de mps en temps des secousses généralisées de peu de durée.

La mort n'arrive qu'après l'injection de 88 centimètres cubes d'extrait représentant les principes actifs de 176 grammes d'Anémone Pulsatille fraîche. Elle semble survenir par arrêt respiratoire amené mécaniquement par une sécrétion bronchique extrèmement abondante qui obstrue les conduits aériens.

---

3. — Chien roquet de 6 kg. 500 curarisé par injection de 0 gr. 065 de curare.

Respiration artificielle.

Enregistrement de la pression carotidienne gauche par le manomètre de Marey ; enregistrement du volume du rein gauche par l'appareil d'Hallion et Comte. Canule dans la veine fémorale gauche par laquelle nous faisons lentement des injections de 4 centimètres cubes de divers liquides ; ces injections sont faites en une minute et demie environ.

A 2 heures 20, première injection de 4 centimètres cubes de suc alcoolisé.

Diminution très sensible du volume du rein, persistant plus de 2 minutes. La pression carotidienne augmente légèrement, puis revient à l'état primitif.

A 2 heures 35, deuxième injection de 4 centimètres cubes du même liquide ; mêmes effets.

A 2 heures 55, injection de 4 centimètres cubes de solution salée d'Anémonine ; la pression carotidienne augmente légèrement comme dans les expériences précédentes ; le volume du rein augmente parallèlement. Donc effet contraire de celui des injections précédentes.

A 3 heures 10, nouvelle injection de 4 centimètres cubes de suc alcoolisé, effet identique ; vaso-constriction rénale.

---

4. — Chienne épagneule de 5 kg. 500. Injection de 55 centigrammes de curare, respiration artificielle.

Enregistrement de la pression carotidienne gauche au manomètre de Marey, enregistrement du volume du rein gauche par l'appareil d'Hallion et Comte. Canule dans la saphène externe.

A 3 heures 50, injection lente en 1 minute 12 secondes de 10 centigrammes d'Anémonine en solution salée.

Le tracé indique une augmentation de pression sanguine avec augmentation parallèle et passive du rein. (Voir le tracé I.)

A 4 heures 10, injection en 1 minute 25 secondes de 4 centimètres cubes d'extrait d'alcoolature. Augmentation de la pression sanguine avec diminution de volume du rein. (Voir le tracé II.)

Nous répétons de nouveau, pour contrôle, les deux injections précédentes ; les résultats sont identiques.

---

5. — Chien roquet de 8 kilos, curarisé avec 8 centigrammes. Respiration artificielle.

Canule dans la veine saphène externe, un thermomètre introduit par la jugulaire externe jusque dans la veine cave droite, un autre dans le rectum, un autre sous l'aisselle droite, la patte étant fixée avec une bande.

TEMPÉRATURES

	Aisselle.	Rectum.	Veine cave.
Avant l'injection	36,2	38,4	37,68
A la fin de l'injection de 4 centimètres cubes d'extrait........	36,4	38,2	37,64
2 minutes après l'injection......	35,9	38,2	37,68

Nous ouvrons ensuite le scrotum et emprisonnons les testicules dans l'appareil d'Hallion et Comte. Avec le même appareil, nous enregistrons le volume de la patte postérieure gauche et de la langue.

Deuxième injection intra-veineuse de 4 centimètres cubes d'extrait d'Anémone Pulsatille, en 1 minutes 25 secondes.

Les testicules diminuent de volume ; le volume de la langue et de la patte augmente.

---

6. — Chien bâtard de 2 kg. 500, anesthésié avec 25 milligrammes de morphine. Canule dans la veine fémorale droite.

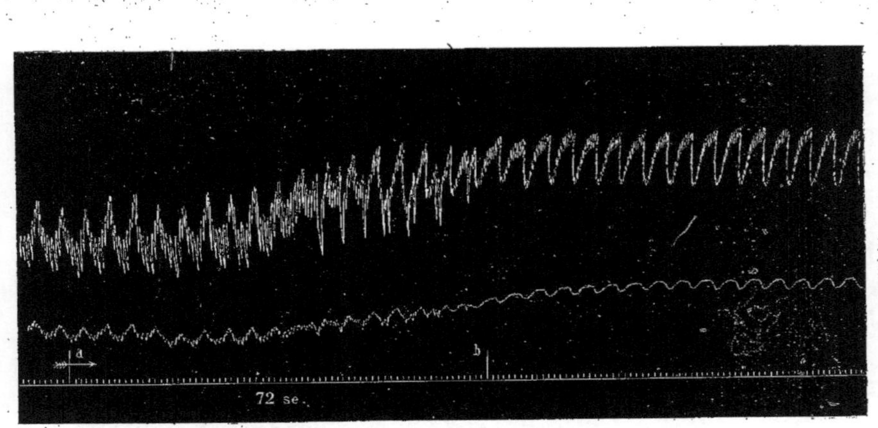

Tracé I. — 1er trait : pression carotidienne. — 2e trait : volume du rein. — 3e trait : temps en secondes.

De *a* en *b*, injection intra-veineuse en 1 minute 12 secondes de 4 centimètres cubes d'Anémonine Merck à 2 gr. 5 °/₀. Élévation de la pression ; le rein augmente de volume parallèlement à la pression. La pression est revenue lentement à son niveau primitif.

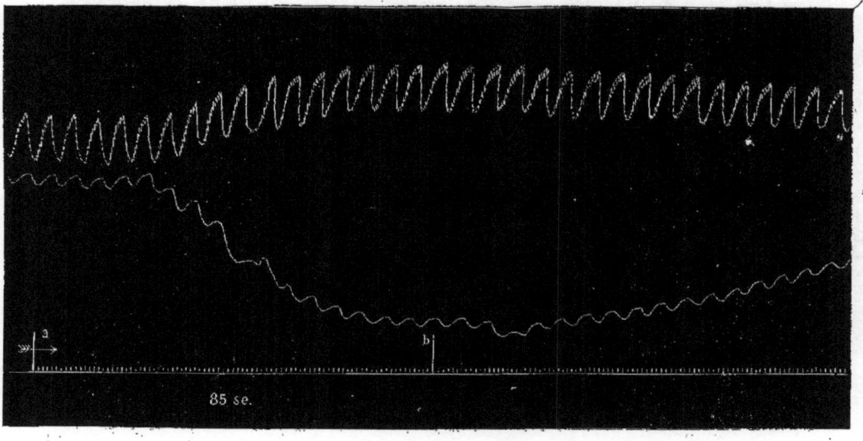

Tracé II. — 1er trait : pression carotidienne. — 2e trait : volume du rein. — 3e trait : temps en secondes.

De *a* en *b*, injection intra-veineuse en 1 minute 25 secondes de 4 centimètres cubes d'extrait d'alcoolature d'Anémone Puls. Élévation de la pression ; le rein diminue de volume pendant plus de deux minutes.

Enregistrement de la respiration au pneumographe. Une aiguille enfoncée dans le cœur et reliée à un tambour enregistreur donne le tracé cardiaque.

15 respirations amples et régulières par minute.

68 pulsations cardiaques.

Nous injectons lentement et d'une façon continue dans la veine 50 centimètres cubes de suc alcoolisé de Pulsatille fraîche.

L'opération dure une heure.

Le cœur se ralentit peu à peu, les battements restant réguliers ; les pulsations tombent à 58 par minute.

La respiration est normale.

Puis le cœur s'accélère, revient à son point de départ et le dépasse un peu, tandis que la respiration se ralentit (11 par minute) en augmentant d'amplitude.

A la fin de l'injection, l'animal semble se réveiller et pousse des cris de douleur. Le cœur à ce moment bat 82 pulsations à la minute.

Nous enlevons l'aiguille du cœur, nous ligaturons la veine, suturons la plaie et l'animal est reporté au chenil vers 5 heures du soir.

Les urines de la nuit sont recueillies et examinées.

Volume : 270 centimètres cubes ; réaction neutre, couleur jaune foncé.

Traces non dosables d'albumine ; pas de réduction de la liqueur de Bareswil.

Densité à 15° : 1,010. Aucun dépôt, ni sédiment ; pas de matières colorantes étrangères.

Dès le matin, l'animal a repris toutes les apparences de la santé et continue à bien se porter.

§ 3. — Mécanisme d'action de l'Anémone Pulsatille.

Les préparations d'Anémone Pulsatille, d'après nos expériences, paraissent exercer une action dépressive sur l'excitabilité des muscles et des nerfs. Il nous sera donc permis d'en conclure que son pouvoir paralysant, tout en étant surtout d'origine centrale, influence aussi soit les nerfs moteurs, soit les muscles, soit les terminaisons nerveuses intra-musculaires. Pour tâcher de localiser l'action de l'Anémone, nous lions la patte postérieure d'une grenouille en laissant le nerf en dehors de la ligature et nous injectons dans le dos une forte dose, soit 4 centimètres cubes d'extrait représentant 8 grammes de plante fraîche. Après quelques instants, si nous excitons les deux nerfs sciatiques, nous voyons que la réaction est sensiblement diminuée du côté non lié. Si nous excitons directement les muscles, ceux de la patte liée réagissent beaucoup plus que ceux de la patte non liée. L'action paraît donc avoir porté surtout sur le système musculaire.

La paralysie nous semble donc dépendre d'une double cause, d'abord trouble fonctionnel de l'encéphale puisqu'elle est associée à de la somnolence et que les membres ligaturés sont paralysés, ensuite trouble fonctionnel de la fibre striée, puisque le muscle atteint par le poison réagit moins que celui qui n'en a pas subi l'atteinte.

C'est à l'action sur le système nerveux central que sont liées les convulsions.

L'action sur le cœur nous semble aussi avoir une double origine, d'abord action centrale retentissant sur le cœur, ensuite action paralysante sur la fibre musculaire cardiaque elle-même.

Il nous est permis de supposer aussi une double cause à l'action sur la respiration ; le ralentissement primitif étant d'origine centrale, l'accélération ultérieure peut s'expliquer mécaniquement par l'oblitération de l'arbre bronchique. Nous avons vu en effet dans une de nos exriences sur le lapin une quantité énorme de mucosités s'échapper de la trachée, et cette suractivité des sécrétions bronchiques pourrait peut-être s'expliquer par une vaso-dilatation pulmonaire accompagnant la vaso-constriction de certains organes abdominaux.

Cette vaso-constriction est due comme les convulsions à une action de la drogue sur le bulbe et la moelle ; la diminution, puis l'abolition rapide des réflexes nous indiquent que la moelle est atteinte en un temps relativement court.

Nous avons observé plusieurs fois de l'œdème de la langue au début et un changement de coloration de la peau, mais seulement à l'endroit de la piqûre.

§ 4. — Conclusions.

1° L'Anémone Pulsatille fraîche est un poison lent, d'une toxicité bien inférieure à celle que beaucoup d'auteurs lui attribuaient.

2° Son influence sur le système cérébro-spinal se traduit d'abord par de la parésie, puis de la paralysie avec abolition des réflexes. Quand la dose est mortelle, il peut survenir des convulsions d'origine centrale.

3° La respiration d'abord ralentie, s'accélère ensuite dans des proportions considérables.

4° Chez la grenouille, le cœur se ralentit, puis se paralyse sous l'influence de l'Anémone Pulsatille. Chez les animaux à sang chaud, le cœur ne subit qu'un ralentissement passager et ne nous semble plus influencé, même par les doses massives. La pression sanguine est accrue.

5° L'Anémone Pulsatille a une action vaso-constrictive sur certains organes abdominaux.

CHAPITRE III

Comparaison entre l'action de l'Anémonine et l'action de l'Anémone Pulsatille.

Nous possédons maintenant tous les éléments qui nous permettront de comparer l'action de l'Anémonine avec celle de l'Anémone Pulsatille et nous allons passer successivement en revue les divers paragraphes dans l'ordre où nous les avons étudiés.

§ 1. — TOXICITÉ.

L'Anémonine, d'après nos expériences, amène la mort des animaux supérieurs à la dose de 12 à 13 centigrammes par kilogramme d'animal ; pour tuer les mêmes animaux dans le même temps, nous trouvons qu'il faut 3 grammes 50 à 4 grammes de plante fraîche par kilogramme.

Nous n'avons trouvé nulle part le rendement de l'Anémone Pulsatille en Anémonine, mais nous croyons ce rendement plutôt inférieur à 1 p. 1,000. Prenons ce dernier chiffre : 12 à 13 centigrammes d'Anémonine représenteraient la toxicité de 120 à 130 grammes de plante.

Donc pour un kilogramme d'animal, il faut 120 grammes de plante à l'état d'Anémonine, et seulement 4 grammes à l'état de plante fraîche.

La toxicité de la plante fraîche est donc infiniment supérieure à celle de l'Anémonine, toutes proportions gardées.

§ 2. — Action physiologique.

A. — *Action locale.*

L'Anémonine en applications locales ne nous a jamais donné ni vésicules, ni phlyctènes ; les injections n'ont jamais produit d'irritation locale.

Constamment les préparations de plante fraîche nous ont montré une action très vive sur la peau. Les grenouilles ont présenté des érosions et des taches de brûlures à l'endroit piqué.

Si Nola a observé une action locale avec son Anémonine, nous pouvons penser qu'elle renfermait encore des traces de principe âcre non oxydé.

B. — *Action sur les nerfs et les muscles.*

L'Anémone Pulsatille pas plus que l'Anémonine ne nous paraît avoir d'action sur les nerfs. L'Anémonine n'agit pas sur le muscle, tandis que la plante le paralyse.

C. — *Action sur les centres nerveux.*

L'Anémonine et l'Anémone ont toutes deux la même action parésiante et paralysante, mais la plante nous a semblé agir plus vite et plus sûrement que le glucoside. Les réflexes sont abolis beaucoup plus rapidement.

La phase convulsive nous a semblé appartenir presque exclusivement aux principes de la plante fraîche ; nous pouvons supposer que, dans quelques expériences, elle provenait d'une purification imparfaite de l'Anémonine.

D. — *Action sur la respiration.*

La plante fraîche, comme l'Anémonine, provoque le ralentissement et même l'arrêt respiratoires chez la grenouille. Chez les animaux à sang chaud, tandis que l'Anémonine ne nous paraît avoir aucune influence, nous remarquons que la Pulsatille produit d'abord un ralentissement, puis une grande accélération.

E. — *Action sur le cœur et la circulation.*

Chez la grenouille, le cœur est ralenti par les fortes doses d'Anémonine ; le même effet s'observe avec des doses minimes de plante fraîche.

Chez les animaux supérieurs, l'Anémonine n'agit plus, tandis que nos solutions amènent constamment un ralentissement passager des pulsations cardiaques.

La pression sanguine s'élève aussi avec l'Anémonine, mais celle-ci n'a pas d'action vaso-constrictive, action que nous avons si nette avec l'Anémone Pulsatille.

De ce qui précède, nous nous croyons autorisé à conclure que :

1° L'Anémone Pulsatille produit tous les effets de l'Anémonine avec une intensité beaucoup plus grande.

2° Elle paralyse la fibre musculaire que l'Anémonine laisse intacte.

3° Son action sur le cœur et les réflexes est beaucoup plus rapide et plus accentuée.

4° La plante, chez les animaux à sang chaud, accélère la respiration, phénomène que nous n'avons jamais observé avec l'Anémonine.

5° Elle possède une action vaso-constrictive sur les

organes abdominaux qui semble manquer totalement à l'Anémonine.

Il y a donc dans la plante fraîche des principes très actifs n'existant plus ou presque plus dans l'Anémonine et il nous a semblé intéressant d'étudier à ce point de vue l'extrait retiré de l'alcoolature.

En épuisant cet extrait par le chloroforme, nous avons obtenu deux produits différents l'un enlevé par ce véhicule, l'autre restant dans la solution aqueuse.

Ces deux produits ont été injectés à des grenouilles.

Extrait aqueux. — Injecté sous la peau de la cuisse droite d'une grenouille, cet extrait produit en quelques minutes la mort apparente en paralysie flasque. Cette paralysie atteint d'abord la patte droite postérieure, puis successivement la patte antérieure du même côté, puis les membres du côté gauche. Tous les réflexes sont complétement abolis. Le cœur se paralyse et s'arrête en diastole.

Les muscles semblent atteints dans leurs éléments ; leur excitabilité est extrèmement faible.

Les nerfs ne présentent rien d'anormal.

Dès le début, diminution, puis abolition des mouvements respiratoires.

Pas d'action locale.

Extrait chloroformique. — En solution aqueuse au 1/20ᵉ, l'injection est suivie d'une période de vive agitation ; il survient le plus souvent un œdème énorme de la langue ; puis la patte antérieure du côté de l'injection se raidit subitement ; cette contracture gagne la patte antérieure du côté opposé, les muscles du cou et de la nuque et enfin le train postérieur.

L'animal est en opisthotonos complet avec secousses passagères. Les réflexes d'abord exagérés disparaissent. Le tronc est en arc de cercle à concavité supérieure ; les membres contracturés maintiennent tout le corps dans les positions les plus bizarres.

Le cœur est lui-même contracturé et s'arrête en systole.

Il paraît donc y avoir dans l'Anémone Pulsatille 2 principes d'actions différentes. Le premier, âcre, volatil est convulsivant et irritant local. Le second, moins altérable, résisterait plus longtemps à l'oxydation et donnerait à l'Anémonine les effets paralysants que nous lui avons reconnus.

Le premier principe pourrait cependant exister dans l'Anémonine fraîchement préparée ou préparée par épuisement de l'eau distillée avec le chloroforme, mais en très faible quantité, d'où l'inconstance de son action convulsivante et l'absence d'action vaso-constrictive et irritante.

Conclusions générales de la première partie.

1° L'Anémonine est inconstante et variable dans ses effets et ne possède jamais l'action complète de l'Anémone Pulsatille fraîche.

2° L'Anémone Pulsatille paraît perdre, par la dessiccation, ses propriétés toxiques et physiologiques en presque totalité.

3° Elle agit sur le système nerveux central en produisant à faible dose de la parésie et de la paralysie ; avec de fortes doses on observe une phase convulsive.

4° Elle semble paralyser la fibre cardiaque et la fibre musculaire.

5° Elle a une action vaso-constrictive sur les organes abdominaux.

6° Chez les animaux supérieurs, elle ralentit, puis accélère la respiration.

7° Le principe paralysant nous semble indépendant du principe convulsivant et âcre qui n'existe dans la plante qu'en faibles proportions.

DEUXIÈME PARTIE

ÉTUDE THÉRAPEUTIQUE DE L'ANÉMONE PULSATILLE

L'Anémone Pulsatille, comme nous l'avons démontré dans nos expériences, a une action physiologique complexe qui devait de suite faire penser à une puissante action sur l'organisme malade.

Nous verrons en effet au cours de notre travail qu'il est certaines affections qui retirent un bénéfice à peu près certain de cette médication. Nous étudierons successivement la posologie de l'Anémone Pulsatille et les usages thérapeutiques d'après les auteurs ; puis nous indiquerons les résultats que nous en avons obtenus dans le traitement de l'épididymite blennorrhagique.

1° *Posologie*. — La toxicité de l'Anémone Pulsatille nous semble trop faible pour arrêter un seul instant le médecin qui voudra la prescrire. En effet le cobaye et le lapin qui nous paraissent les animaux les plus sensibles à ce point de vue, ne succombent que 24 ou 36 heures après l'injection sous-cutanée, c'est-à-dire l'absorption intégrale et rapide de 3 grammes et demi à 4 grammes de plante fraîche par kilogramme d'animal. Or, en thérapeutique, nous nous contenterons toujours d'une dose trente fois moindre.

D'ailleurs, si cette plante était très dangereuse, on aurait signalé au moins un cas d'empoisonnement sur l'homme, et ce cas, malgré nos recherches, nous ne l'avons pas trouvé dans la littérature médicale.

Les anciens auteurs prescrivaient l'extrait aqueux à la dose de 15 à 30 centigrammes jusqu'à 1 gramme, mais nous démontrerons que cette préparation est défectueuse et inconstante dans son action et nous proposons comme préparation officinale l'alcoolature d'Anémone Pulsatille dont 100 grammes correspondent à environ 70 grammes de plante fraîche. Cette alcoolature pourra être prescrite à la dose de 5 à 10 grammes et plus dans les 24 heures sans aucun inconvénient pour le malade.

Les anciens auteurs signalaient comme accidents causés par l'ingestion d'Anémone Pulsatille des nausées, des vomissements et de la diarrhée. Jamais, avec l'alcoolature préparée par nous, rien de semblable n'a été constaté, même à la dose de 12 grammes dans les 24 heures.

2° *Etude thérapeutique.* — Nombreuses sont les affections contre lesquelles on a essayé, avec plus ou moins de succès, l'anémone Pulsatille et l'Anémonine.

Nous allons passer en revue les principales, celles qui nous ont semblé le mieux étudiées et sur lesquelles l'action physiologique peut jusqu'à un certain point expliquer l'action thérapeutique.

Nous ne ferons que citer les médecins des XVIᵉ, XVIIᵉ et XVIIIᵉ siècles qui l'ont employée comme irritant local. La plante produit en effet une révulsion, puis une vésication non douloureuses qui peuvent être utilisées dans certains cas, mais nous ne voyons pas trop ce que peut faire son application dans les fièvres intermittentes par exemple, dans la syphilis, etc.

Stôrck, dans son désir d'en faire une panacée, nous semble l'employer aussi un peu à l'aveuglette dans la paralysie avec ou sans atrophie, la cachexie, etc. De son travail nous ne retiendrons que ses observations sur l'amaurose, qui ont été d'ailleurs confirmées.

L'Anémone Pulsatille dans l'Amaurose.

Strôck obtient 5 succès, qu'il qualifie de merveilleux, dans 5 cas d'amaurose.

Cullen exprime le désir de voir ses compatriotes reprendre l'étude de l'application de la Pulsatille au traitement de l'amaurose. Les résultats négatifs de Bergius ne doivent pas décourager si l'on considère que l'affection peut dépendre de causes différentes dont certaines cèdent à un médicament auquel d'autres résistent.

En 1847, Wood et Bache, dans le *United State Dispensatory* donnent l'Anémome Pulsatille comme curative de l'Amaurose. Peters et de Græfe la recommandent dans les mêmes cas.

Si nous songeons que le système nerveux central est souvent en jeu dans l'étiologie de l'amaurose, nous ne nous étonnerons pas de ces succès, puisque notre médicament agit puissamment sur lui. Il nous semble donc indiqué d'essayer ce médicament dans le traitement de l'amaurose

L'Anémone Pulsatille dans les maladies des bronches.

Broniewski a tenté avec succès l'emploi de l'Anémonine dans le catarrhe bronchique, la toux convulsive et l'asthme des bronches.

Lewis Shapter préconise la Pulsatille contre la fièvre de foin (rhino-bronchite spasmodique de Guéneau de Mussy).

Le docteur Chatelain de Nancy l'a employée et vue employer comme un des meilleurs expectorants dans la bronchite des vieillards. Nous-même l'avons vue réussir dans deux cas de ce genre.

Nous croyons que ce médicament peut rendre des services dans ces diverses affections en agissant d'abord sur le système nerveux et peut-être sur la circulation et la sécrétion bronchiques par un mécanisme que nous ignorons.

L'Anémone Pulsatille dans la coqueluche.

Ramm en 1828 se loue beaucoup de l'emploi de cette médication dans la coqueluche.

Dans cette maladie, l'élément spasmodique vient se greffer sur l'élément catarrhal ; or, ces deux éléments morbides nous paraissent pouvoir être favorablement influencés par le médicament.

Nous n'apportons aucun fait à l'appui de notre supposition, mais l'essai en est trop facile et trop bénin pour que nous hésitions à le conseiller.

L'Anémone Pulsatille dans les maladies du système nerveux.

Le docteur Lewis Shapter, en 1882, publia le premier toute une série d'observations de névroses convulsives et réflexes guéries ou améliorées par l'Anémone Pulsatille.

Nous citons ces observations :

1° Epilepsie consécutive à une scarlatine avec néphrite concomitante. Guérison rapide.

2° Epilepsie d'origine dentaire chez deux sujets de 22 et de 17 ans, ce dernier s'étant refusé à tout traitement local. Guérison.

3° Epilepsie d'origine utérine. Guérison.

4° Cardialgie sans perception de souffle, étourdissements avec légère perte de connaissance, pneumatose gastro-intestinale. On essaie pendant 3 mois tous les antispasmodiques et sédatifs sans résultats. Guérison en 6 semaines.

5° Cachexie exophtalmique avec aménorrhée chez une femme de 20 ans. Guérison complète.

6° Névralgie faciale rebelle. Guérison.

L'auteur cite ensuite les effets favorables de l'Anémone Pulsatille dans les malaises éprouvés par les jeunes femmes nerveuses avant ou après l'époque catéméniale, et dans les accès de fièvre éphémère qui accompagnent les grandes préoccupations, les fatigues exagérées et tous les chocs nerveux en général.

D'après Blodig, son usage calme les maux de dents (*in* Soulier).

Martel, en 1886, conseille l'Anémone Pulsatille dans les névralgies parfois si rebelles et si douloureuses du testicule.

A ces observations de névroses et de névralgies, bien des objections peuvent être faites et la thérapeutique peut en être fortement discutée. Aussi ne retiendrons-nous que les faits bien établis par notre expérimentation. L'Anémone Pulsatille a une action réelle sur l'axe cérébro-spinal, elle en diminue l'irritabilité. A notre avis, le principe convulsivant est en trop faible proportion pour qu'il ne soit pas négligeable à la dose médicamenteuse. Il nous reste donc l'action sédative qui nous paraît pouvoir être utilisée surtout contre l'élément douleur.

L'Anémone Pulsatille dans la métrorrhagie :

En 1847, Steinhauser publie un travail dont le titre indique suffisamment le contenu : « La Pulsatille comme moyen spécifique de provoquer l'expulsion du placenta retenu, surtout dans les couches prématurées, et d'arrêter ainsi les métrorrhagies causées par la rétention du placenta ».

Nous avons actuellement des moyens plus sûrs pour arriver au même résultat et nous ne faisons que citer ce mémoire.

Peters considère la plante comme un bon hémostatique dans les pertes utérines.

Nous avons eu l'occasion d'observer une métrorrhagie rebelle aux injections chaudes et à l'emploi de l'ergotine à l'intérieur qui a cédé en 4 jours à une dose quotidienne de 5 grammes d'alcoolature.

Dans ces cas, l'hémostase peut facilement s'expliquer par l'action vaso-constrictive de la plante.

L'Anémone Pulsatille dans la dysménorrhée.

L'Anémone Pulsatille en infusion vineuse est un emménagogue vulgaire en Allemagne.

Peters dit que par son usage les règles qui avaient cessé redeviennent régulières.

Piffard donne 3 observations de dysménorrhées guéries par l'Anémone Pulsatille,

Shapter observe ses bons effets dans l'aménorrhée et Bovet de Pougues lui accorde une activité très grande aussi bien dans les douleurs qui accompagnent les menstruations difficiles que dans celles qui résultent d'une phlegmasie de l'utérus ou de ses annexes (métrite, ovarite, salpingite).

Le Grix de Paris l'emploie dans la dysménorrhée et à la ménopause comme excitant tonique de la circulation veineuse générale et plus spécialement de celle de la région pelvienne.

Constatons ici que les auteurs mentionnent un double effet : abolition de la douleur et régulation des époques, quand on administre le médicament quelques jours avant. Cette action est intimement liée aux propriétés sédatives et vaso-motrices de la plante, et nous pensons, comme Bovet, qu'elle peut s'étendre aux annexes de l'utérus dans certains cas de congestion.

L'Anémone Pulsatille dans l'épididymite et l'orchite.

Ce sont les Américains qui les premiers ont employé l'Anémone Pulsatille dans le traitement de l'épididymite.

Dès 1878, Piffard attire l'attention sur ce fait que l'Anémone fraîche réussit aussi bien dans l'orchite que dans la dysménorrhée ; il cite plusieurs faits cliniques sans en chercher l'explication.

En 1884, paraissent simultanément deux travaux, l'un du docteur Chambers dans le *The Therap. Gaz. Détroit*, l'autre de Borcheim, reproduit dans le *The Glasgow Medical Journal*, qui font du traitement interne par la Pulsatille le traitement de choix de l'épididymite aiguë.

En 18 mois, le docteur Borcheim avait traité 24 cas de
ce genre dans son service hospitalier de New-York et
avait constaté que, sans le repos au lit, la douleur avait
été soulagée dans les trois premiers jours.

Martel de Saint-Malo, justement frappé de ces résultats, fait préparer une teinture à Paris et l'essaie dans
son service.

En février 1885, il publie 3 observations ; dans 2 cas
pris au début, le mal est arrêté de suite ; dans le 3° cas,
l'orchite déjà confirmée ne cède qu'au bout de 7 jours.
En 1886, il publie 8 nouveaux cas de guérison rapide
d'orchites prises au début. Dans tous ces cas, l'Anémone a eu une action identique. Après 24 heures,
48 heures au plus de traitement, la douleur a été atténuée, puis rapidement supprimée. Ce traitement très
simple, sans inconvénient désagréable, s'est montré
égal, sinon supérieur à tous les autres traitements,
même les plus énergiques et les plus pénibles, et a permis de délaisser les révulsifs cutanés, les applications
mercurielles et les émissions sanguines. Dans 2 cas
d'orchite de cause organique (abcès périuréthraux), la
douleur a été atténuée, mais l'engorgement du testicule
a persisté un certain temps.

En 1888, Dormand, dans sa thèse inaugurale, compare l'emploi de l'Anémone Pulsatille avec les divers
traitements de l'orchite, l'expectation, les topiques, les
méthodes chirurgicales, le traitement interne par les
purgatifs, le sulfate de quinine et le salicylate de soude.

Puis il cite 49 observations prises à l'hôpital du Midi
dans le service de M. Bazy. Voici les résultats qu'il
publie :

Une orchite tuberculeuse non améliorée ;

Guérisons complètes, 35 ;

Guérisons incertaines, 2 ;

Pas d'amélioration, 1 (le malade a exigé sa sortie).

Améliorations considérables, 10.

La durée moyenne de traitement des 35 guérisons complètes est de 11 jours. Par les topiques, la durée moyenne est de 15 jours.

Voici ses conclusions :

1° La médication interne présente de notables avantages sur la médication externe, car elle est toujours applicable, quelle que soit la situation sociale du malade.

2° Le traitement par le salicylate de soude donne de bons résultats.

3° La teinture d'Anémone Pulsatille à raison de 30 gouttes dans les 24 heures amène une diminution rapide et la disparition de la douleur.

4° Elle doit être préférée au salicylate de soude (dont elle offre tous les avantages et dont elle produit les effets thérapeutiques à ce point de vue spécial) parce qu'elle est mieux tolérée par les malades, et est applicable à tous les cas, quels que soient les antécédents morbides.

5° Elle agit surtout sur l'élément douleur ; la résolution est plus lente à s'établir ; s'il y a funiculite concomitante la guérison est moins rapide.

6° Le traitement par la teinture d'Anémone, comme celui par le salicylate de soude n'exige, point le repos du malade.

Nous avons trouvé un traitement mixte de l'orchite qui n'a pas été publié en France, à notre connaissance du moins. C'est celui que préconise le docteur O'Daniel (*Atlanta and Surg. Journal*. Août 1885).

Après scarification des veines scrotales du patient, on lui applique localement un mélange calmant de Belladone et de Phytolacca Decandra, puis on lui administre cette dernière plante à l'intérieur, et on le met au lit avec un bandage suspenseur. L'auteur affirme que le soulagement se fait rapidement sentir, ce que nous admettons sans peine. Le contraire nous eût étonné.

En 1889, Carter compare le traitement par l'Anémone Pulsatille avec les méthodes ordinaires et ne lui trouve aucun avantage ; la durée de la souffrance est aussi longue et souvent plus longue ; bref l'Anémone Pulsatille n'est même pas recommandable pour le traitement de l'épididymite.

On eût dit que la communication de Carter sonnait le glas de l'Anémone Pulsatille dans le traitement de l'épididymite, car on n'en publia plus aucune observation.

Nous nous sommes demandé si la plante avait dégénéré, ou si la préparation dont s'était servi Carter avait été mal faite, et nous avons récolté nous-même de l'Anémone Pulsatille fraîche avec laquelle nous avons préparé une alcoolature.

C'est cette alcoolature à la dose de 5 grammes dans les 24 heures que nous avons employée.

Nos observations sont au nombre de 24. Nous en éliminerons de suite une qui porte sur un testicule tuberculeux et où notre préparation a été sans effet.

Restent 23 cas d'épididymite blennorrhagique qui nous ont donné des résultats comparables et même supérieurs à ceux des auteurs précédents.

Aucun autre traitement n'a été institué pendant l'administration de l'alcoolature, sauf dans les cas de constipation où nous avons prescrit quelques comprimés de Cascara.

Dans tous les cas d'épididymite, nous avons fait prendre au malade, 3 jours de suite, une potion à l'Anémone et nous avons attendu les résultats, ne prescrivant de nouveau la potion que s'il survenait une rechute par imprudence ou si le malade réclamait une guérison plus prompte. Nous disons qu'un malade est guéri quand il ne ressent plus de douleurs et que le gonflement a suffisamment disparu pour lui permettre de reprendre ses occupations habituelles sans aucune gêne, quoiqu'il subsiste encore pendant un temps plus ou moins long une légère induration de l'épididyme.

Dans nos 23 observations, 20 malades ont été guéris complètement dans une période de 2 à 7 jours.

1 a guéri complètement en 9 jours.

2 autres, ayant pris 3 potions sans amélioration, ont eu recours à d'autres traitements.

12 de nos malades ont été traités en ville ; la durée moyenne de la maladie a été de 3 jours 1/2.

Les malades hospitalisés ont été guéris en une moyenne de 5 jours, ce qui s'explique par un retard dans le traitement.

16 malades sur 23 ont pris 2 ou 3 potions.

5 malades en ont pris 4, 2 en ont pris 5.

Ces résultats nous semblent absolument probants et à notre avis aucune médication ne peut lutter avec celle-ci. Elle peut d'ailleurs être rendue intensive en doublant les doses que nous avons employées. La douleur disparaît ou diminue fortement en un jour le plus souvent et la résolution suffisante pour permettre la reprise des occupations ne dépasse pas 7 jours, ou au maximum 9 jours (dans un seul cas).

Ces chiffres sont de beaucoup inférieurs à ceux qu'on est habitué à lire dans les traités et cependant ils sont dus à un traitement inoffensif, simple, non douloureux, sans repos forcé, sans appareils plus ou moins compliqués.

Nous croyons aussi que la médication agit d'autant mieux qu'elle est employée plus vite et qu'on aurait intérêt à la prescrire à l'apparition du premier symptôme, ou même préventivement chez certains sujets qui ont déjà été atteints. L'observation suivante nous paraît l'indiquer.

Un dimanche matin, un adjudant d'infanterie, atteint l'année précédente d'orchite blennorrhagique, l'ayant tenu à l'infirmerie pendant 15 jours, se plaint à nous d'une douleur sourde avec sensation de pesanteur dans l'organe déjà atteint. Le malade a depuis deux jours contracté une nouvelle blennorrhagie. Nous lui prescrivons une potion avec 5 grammes d'alcoolature d'Anémone Pulsatille.

Le lendemain matin, il fait une marche longue et fatigante sans rien ressentir et continue son service sans se reposer à aucun moment.

Nous croyons devoir citer encore quelques-unes de nos observations.

Garçon de ferme, 32 ans ; vient à la consultation de la Maison de Secours, le 3 août 1896.

Blennorrhagie depuis 2 mois traitée par les injections d'eau pure.

Orchite depuis 6 jours ; testicule gauche de la grosseur d'un œuf de dinde, très douloureux ; scrotum rouge et luisant.

Le *3 août* à midi, 1re potion à l'Anémone.

4 août. — Le malade accuse un grand mieux ; il a pu venir à pied de Laneuveville et compte reprendre une partie de son travail le soir même. 2e potion.

6 août. — Le malade a repris complètement son travail dès hier matin.

Il n'accuse plus aucune douleur ; la tuméfaction a presque complètement disparu ; l'épididyme est induré. Pas de potion.

9 août. — Le malade vient nous remercier ; il est complètement guéri.

Forgeron, 18 ans.

Entré à la Maison de Secours, salle Saint-Hubert, lit 21, le 27 juillet.

Orchite depuis 2 jours. Soigné à la glace pendant 6 jours.

Amélioration. On cesse la glace ; nouvelle poussée la nuit même.

Reprise de la glace pendant 3 jours sans amélioration.

7 août. — Douleurs très vives, inappétence, température 37,9 le matin. Epididymite, orchite et funiculite.

1re potion à l'Aménone à midi.

8 août. — Le malade constate lui-même qu'il va mieux ; diminution de la douleur ; la résolution commence. 2e potion.

9 août. — Plus de douleurs spontanées ; volume du testicule presque normal. Le funiculite persiste encore. 3e potion.

10 août. — Le mieux s'accentue ; le malade nous dit que 6 jours d'application de glace ne l'avaient pas plus soulagé qu'une seule potion.

11 août. — Le malade est levé ; guérison complète sans récidive.

23 ans, sans profession (dû à l'obligeance du docteur Sterne).

Blennorrhagie depuis 3 semaines.

20 octobre. — Depuis 5 jours, lourdeur et douleur vive à gauche ; volume de l'épididyme plus que doublé La toux détermine de violentes douleurs ; la vaginale est très tendue.

1re potion avec 5 grammes d'alcoolature.

21 octobre. — Douleurs presque disparues ; le gonflement a diminué d'un tiers.

2e potion.

22 octobre. — Tout le liquide est résorbé ; le testicule est indolore.

3° potion.

23 octobre. — Le malade prend le train pour Paris avec une petite induration de l'épididyme.

29 octobre. — Rentré de Paris très fatigué sans aucun accident pendant le voyage. Guérison complète sans récidive.

Nous conclurons donc avec Dormand que le meilleur traitement de l'épididymite blennorrhagique est l'usage interne de l'Anémone Pulsatille, mais nous en élèverons la dose à 5 ou 10 grammes dans les 24 heures.

Conclusions de la deuxième partie.

1° L'Anémone Pulsatille semble exercer une action favorable dans certains cas d'amaurose, dans les affections catarrhales des bronches, la coqueluche, dans les névroses et névralgies, dans la métrorrhagie et la dysménorrhée.

2° Elle paraît constituer le traitement préventif et curatif le plus actif dans l'épididymite blennorrhagique.

TROISIÈME PARTIE

ETUDE PHARMACOLOGIQUE DE L'ANEMOME PULSATILLE

Sous ce titre nous étudierons l'Anémone Pulsatille considérée comme drogue simple et ses diverses préparations ; nous chercherons celle qui répondra le mieux aux qualités d'un bon médicament, préparation et conservation faciles, action sûre et constante, mode d'administration sinon agréable, du moins supportable, même pour les malades difficiles.

Description botanique. — Dicotylédone, dyalipétale hypogyne. Fleur régulière, solitaire, d'abord dressée, puis penchée ; pédoncule s'allongeant et se redressant à la maturité. Corolle nulle ; calices à 6 sépales oblongs-elliptiques, velus-soyeux extérieurement, rapprochés en cloche à la base, courbés en dehors de leur moitié supérieure. Etamines naissant d'un bourrelet plissé ; les extérieures avortées, glanduliformes. Carpelles velus. Involucre monophylle, engaînant, profondément divisé en lanières étroites. Feuilles oblongues dans leur pourtour, bipinnatiséquées, à lanières nombreuses, linéaires, aiguës. Souche oblique, épaisse, brune, rameuse.

Plante munie de poils blancs soyeux ; fleur grande, violette ; feuilles peu développées au moment de la floraison.

Commune sur les collines calcaires de la Lorraine et

sur le grès-vosgien, au pied des Vosges. Floraison en avril et mai.

Nous n'avons pas cru devoir étudier l'histologie de cette plante car sa récolte en est facile dans notre région. Son aspect caractéristique la fait reconnaître tout aussi bien que le coquelicot et la violette. C'est une plante très sociable, se développant par taches plutôt que par pieds isolés, ce qui s'explique par le développement de ses rhizômes rampants.

Matière colorante. — Les sépales de l'Anémone Pulsatille sont fortement colorés en bleu violet soluble dans l'eau chaude.

Nous avons préparé une infusion de 50 grammes de ces sépales dans 100 grammes d'eau distillée ; nous avons obtenu une liqueur de réaction neutre et de couleur bleue foncée, tachant fortement les doigts ; cette infusion sert, paraît-il, dans les campagnes à colorer les œufs de Pâques. Son application pendant quelques heures détermine une vive irritation de la peau.

La matière colorante nous a semblé être une cyanine partiellement soluble dans l'alcool fort.

Par addition de deux volumes d'alcool à 95°, l'infusion laisse déposer des flocons d'un bleu pur, la solution gardant une couleur violet améthyste.

L'éther et le chloroforme ne lui enlèvent aucun principe colorant.

Avec les acides minéraux dilués et les acides organiques, nous obtenons de belles teintes pourpres durables, tandis que les alcalis donnent des verts émeraude très fugaces.

L'acétate neutre de plomb donne une laque vert foncé, l'acétate basique une laque vert pré.

Toutes ces teintes sont très riches et persistent sans altération depuis le mois de mars dans des tubes à essais non bouchés, sauf les colorations vertes en solution alcaline qui se détruisent en quelques heures.

Tannin et sucre. — Toutes les parties de la plante contiennent, aussi bien à l'état frais qu'à l'état sec, du tannin se colorant en vert par le perchlorure de fer, et du sucre réduisant la liqueur de Bareswil.

Préparations pharmaceutiques. — Jusqu'au XVIIIe siècle, on employait l'Anémone Pulsatille soit contusée, soit à l'état de suc en applications locales.

Quand Störck commença à l'employer à l'intérieur, il se servit de l'extrait préparé avec le suc non dépuré de la plante fraîche. Bientôt les pharmacologistes voulurent faire mieux et nous voyons défiler toutes les préparations usitées en pharmacie : poudre, extraits aqueux et alcoolique, teinture, alcoolature, eau distillée, saccharolé, suc éthéré, etc.

Puis au fur et à mesure que la plante tombait dans l'oubli, les officines se dégarnissaient de ces préparations d'un autre âge et le Codex de 1884 ne mentionne plus que l'alcoolature faite avec de la plante fraîche.

Les derniers auteurs qui ont employé ce médicament se sont servis de l'alcoolature et de l'anémonine, son glucoside, en pilules ou en poudre mélangée à du sucre de lait.

Anémonin et anémonine. — Un certain nombre de chimistes se sont occupés de l'Anémone Pulsatille et des particularités que présentaient les principes qu'ils en avaient extraits.

En 1852, Heyer, préparant de l'eau distillée avec la plante fraîche, remarqua qu'au bout de quelques sémaines, elle laissaitdéposer des lamelles blanches cristallines, qu'il purifia par des cristallisations successives dans l'alcool.

Ces cristaux incolores, inodores, neutres au tournesol, peu solubles dans l'eau et l'éther, plus solubles dans l'alcool surtout bouillant, parurent à Heyer être le principe actif de la plante et il leur donna le nom d'*Anémonine*.

Il attribua à l'Anémonine la formule $C^{15}H^{12}O^{6}$. Les alcalis la dissolvaient facilement en la transformant en un acide, l'*acide anémonique*.

Lœvig et Weidmann, Fehling et Schwartz ont étudié de nouveau l'anémonine et son produit de décomposition au point de vue purement théorique. Schwartz, comme Heyer, suppose que l'eau distillée d'anémone contient une huile âcre qui, par des oxydations successives, produit l'anémonine, puis l'acide anémonique.

D'après Binz (*in* Shapter), l'Anémone Pulsatille contient à l'état frais un acide et un corps cristallisé, l'*Anémonin* ou camphre d'anémone, volatil, qui tue les lapins à la dose de 5 à 6 centigrammes.

En 1881, Basiner, élève de Dragendorff, étudie l'action toxique de l'Anémonol (Anémonin de Binz), substance huileuse très vésicante qu'il ne put obtenir pure.

Dragendorff, en 1882, indique la seule réaction colorée de l'Anémonine que nous ayons trouvée dans les auteurs. Lorsqu'on la chauffe pendant longtemps (?) avec une solution alcoolique de potasse et qu'on laisse évaporer la solution sur des verres de montre à la température de l'appartement, il reste un résidu violet ou rougeâtre. La même solution à froid colore les cristaux d'anémonine en orangé.

En 1887, Vigier prépare de l'Anémonine suivant les indications de Heyer. « Rien n'est plus étrange, dit-il, « que la formation de l'Anémonine. On peut retirer un « corps sans goût ni odeur d'une eau dont la saveur est « insupportable. Et cela se fait sans préparation aucune ; « le temps est le seul agent qui intervienne. » Pour lui, l'Anémonine est le principe actif provenant de l'oxydation de l'essence d'anémone ; c'est le plus agréable et le plus commode de tous les produits employés. La seule objection qu'on puisse lui faire, c'est son prix élevé, 6 francs le gramme.

Hanriot découvre la bromoanémonine et l'hydroanémonine sans emplois médicaux.

En 1889, Dupuy indique un nouveau mode de préparation de l'Anémonine ; l'eau distillée de plante fraîche est agitée avec un dixième de chloroforme et le contact est maintenu pendant quelques heures. On décante et on distille le chloroforme ; le résidu est additionné d'alcool fort, chauffé et abandonné à cristallisation.

En lisant cette préparation, il nous a semblé que l'Anémonine de Dupuy ne devait pas être identique à l'Anémonine de Heyer et qu'elle devait encore renfermer des principes incomplètement oxydés, d'où une action variable et inconstante.

Le camphre d'Anémone ou Anémonin est examiné à nouveau par Beckurts en 1892. L'auteur fait remarquer qu'il se décompose rapidement en solution aqueuse et même chloroformique en Anémonine et en acide Anémonique, dans des conditions encore inconnues. Pour lui, l'Anémonine a pour formule $C^{10}H^8O^4$, groupement différent de celui de Heyer ; son odeur est aromatique, sa saveur très âcre. Ses produits de décomposition seraient l'acide Anémonique et l'acide Anémoninique.

Telle est l'histoire chimique de l'Anémonine et elle nous semble manquer de précision. Pour certains auteurs, les cristaux sont insipides, inodores, d'un blanc pur ; pour d'autres, ils possèdent une odeur aromatique et une saveur très âcre, et sont plus ou moins colorés.

Nous avons d'ailleurs constaté les mêmes différences dans les échantillons commerciaux provenant des meilleures fabriques allemandes, françaises et anglaises.

L'explication qui nous paraît la plus satisfaisante, c'est que l'Anémonine a pu être recueillie avant l'oxydation complète de son principe volatil et une quantité variable de celui-ci être retenue dans les cristaux. La purification a pu aussi être plus ou moins parfaite et laisser certains corps étrangers dont nous ignorons la nature.

Les anémonines de diverses provenances nous ont toutes donné la réaction de coloration de Dragendorff, mais seulement à froid. Les cristaux imbibés d'une solution alcoolique de potasse au dixième ont pris une belle teinte orangée avec reflets rosés sur les bords. Cette couleur persistait quelques heures, puis allait en s'atténuant, pour disparaître au bout d'environ 6 heures.

En somme ce que nous retiendrons de l'histoire physiologique et pharmacologique de l'Anémonine, c'est la conclusion du travail de Bovet. « Soit que ce « glucoside subisse des modifications sous l'influence de « l'air, soit qu'il ait été plus ou moins bien préparé, son « action offre des variations qui nous font préférer de « beaucoup l'alcoolature. »

Cette conclusion s'impose, à notre avis, avec une rigueur d'autant plus grande que les expériences physiologiques nous semblent probantes ; *l'Anémonine n'a pas le pouvoir vaso-constricteur de la plante* ; elle ne doit donc pas remplir les mêmes indications.

Nous conclurons aussi logiquement que, quand une plante agit bien en thérapeutique, il ne faut pas toujours lui chercher de suite un principe cristallisable qui la supplante et que souvent l'alcaloïde n'a pas la même vertu que la drogue entière.

Discussion des préparations galéniques. — Après avoir éliminé l'Anémonine, il nous reste la plante sèche et la plante fraîche. Nous avons montré dans la partie précédente de notre travail que la dessiccation modifiait ou détruisait l'activité de la plante. Peut-être renferme-t-elle un peu d'Anémonine provenant de l'oxydation d'essence non évaporée, mais son action est trop problématique pour que nous songions à l'employer.

Nos préparations doivent donc avoir pour base la plante fraîche, et, d'après Vigier, ce seraient les rhizômes et racines qui en seraient les parties les plus actives. Nous l'admettons volontiers, mais nous ferons plusieurs objections à leur emploi.

Si nous avons l'avantage de pouvoir les récolter toute l'année, nous risquons de détruire nos stations en somme peu nombreuses. De plus, aux diverses époques de l'année, nous pouvons avoir une variabilité d'activité qui retentira sur nos produits. Enfin la récolte des feuilles, tiges et fleurs au commencement de la floraison est plus facile et plus rapide que celle des parties souterraines. Comme le Codex de 1884, nous proposerons donc l'emploi des feuilles et fleurs qui sont suffisamment actives pour que les doses employées en thérapeutique restent relativement faibles.

Devons-nous employer l'eau comme véhicule et préparer une infusion, un suc ou un extrait? D'après nos expériences, l'infusion et le suc ne garderaient guère leur activité que pendant une dizaine de jours, une quinzaine au maximum. Une infusion d'anémone fraîche préparée le 27 mars et appliquée sur l'avant-bras le 14 avril, n'a plus déterminé aucun phénomène, tandis que cette même infusion produisait une vésication énergique au moment de sa préparation.

Vigier ayant préparé de l'extrait alcoolique avec le plus grand soin et l'ayant placé dans des vases bouchés, contrairement aux autres extraits qui généralement ne craignent pas le contact de l'air, a constaté qu'il s'altérait rapidement et qu'il avait perdu au bout de quelques mois la plus grande partie de son activité.

Il nous reste l'eau distillée de plante fraîche, préconisée par Dujardin-Beaumetz et Yvon ; mais cette préparation s'élimine d'elle-même puisque c'est elle qui, par oxydation, fournit l'Anémonine.

Nous avons eu la curiosité de préparer une eau distillée très concentrée. Dans ce but nous avons fait macérer pendant 24 heures 200 grammes d'Anémone Pulsatille dans 200 grammes d'eau et nous avons distillé à une température de 104° dans un bain de solution de carbonate de soude. Nous obtenons ainsi, goutte par goutte, environ 50 grammes d'un liquide incolore, d'odeur aromatique, mais très irritante, ayant une certaine analogie avec celle du formol.

La réaction est neutre au papier de tournesol ; l'application sur la peau du bras détermine une grosse phlyctène.

La solution ne réduit pas la liqueur de Bareswil, mais après l'avoir chauffée avec quelques gouttes d'acide chlorhydrique, elle se transforme et donne un précipité rouge d'oxyde de cuivre. Cette eau distillée ayant été par mégarde renversée dans le laboratoire dégagea une telle odeur que nous en fûmes fortement incommodés toute la journée par de l'irritation des fosses nasales, des éternuements et du larmoiement.

Le principe âcre passe donc à la distillation et c'est bien lui qui donne naissance à l'Anémonine.

Après avoir éliminé toutes les préparations à véhicule aqueux, il ne nous reste plus qu'à étudier l'alcoolature et à démontrer sa stabilité et son activité thérapeutique.

Nous devons tout d'abord faire remarquer la confusion fréquente que font les médecins français entre l'alcoolature et la teinture. A tort ou à raison la pharmacopée française réserve le nom d'alcoolature aux médicaments qui résultent de l'action dissolvante de l'alcool sur des plantes fraîches, tandis que les teintures sont préparées avec des plantes sèches, des résines, des essences et même des produits minéraux. Dans d'autres pays, au contraire, on applique indistinctement le nom de teinture à tout médicament ayant pour base l'alcool et tenant en dissolution un principe actif quelconque.

Il ne faut donc pas s'étonner si les praticiens anglais et américains, même en faisant remarquer, comme Peters, que la plante sèche n'agit plus, ont prononcé le mot de teinture, et, d'un autre côté, il ne faut pas oublier qu'en France, on doit prescrire ~~l'alcoolature~~ et non la teinture, si l'on veut avoir la préparation de plante fraîche.

De plus, faisons remarquer que les teintures américaines sont plus actives que nos alcoolatures françaises et qu'elles représentent poids pour poids la drogue qui a servi à les préparer.

De l'avis de tous les auteurs, Peters, Piffard, Shapter, Bovet, Dormand, Bazy, etc., l'alcoolature est la forme pharmaceutique qui a donné les résultats cliniques les plus sûrs. C'est aussi notre avis et un de nos meilleurs arguments sera tiré de l'expérimentation physiologique qui démontre la parfaite intégrité de cette préparation après un an d'officine. L'extrait, obtenu par distillation de cette alcoolature, nous a donné dans toutes nos expériences des résultats aussi nets et de même ordre que les sucs obtenus avec la plante fraîche.

Nos recherches pharmacologiques sur l'alcoolature nous semblent offrir un certain intérêt.

Une certaine quantité d'alcoolature est distillée dans une cornue de verre, au bain-marie, jusqu'à ce qu'il ne s'écoule plus ou presque plus de liquide ; l'alcool qui a passé à la distillation marque 80°, il est neutre au papier de tournesol et n'a qu'une faible odeur de verdure. Dans la cornue reste un liquide très foncé, de réaction acide, d'odeur âcre et irritante, tenant en suspension des gouttelettes huileuses d'un vert foncé et réduisant la liqueur de Bareswil ; l'expérimentation physiologique nous démontre l'action puissante de cet extrait sur les divers appareils de l'organisme.

Nous inspirant des données de Dragendorff, nous

essayons d'abord l'épuisement par la benzine ; ce dissolvant n'entraîne que des traces du principe huileux, d'odeur faible et non irritantes sur la peau. Agité avec un volume suffisant de chloroforme, l'extrait lui abandonne sa chlorophylle et ses gouttelettes huileuses ; il devient homogène, limpide, brun foncé, n'ayant plus ses propriétés vésicantes primitives. Mis au bain-marie pour chasser le chloroforme dissous, il n'a plus d'odeur âcre, conserve une réaction acide et réduit fortement la liqueur de Bareswil. D'après nos expériences physiologiques, il contient un principe anesthésique et paralysant des muscles et du cœur.

Le chloroforme chargé de la substance colorante et du principe âcre, évaporé à l'air libre, laisse un résidu huileux très foncé en couleur et d'odeur pénétrante. Son application sur la peau détermine rapidement des phlyctènes. Il nous reste à essayer de séparer le principe âcre des matières grasses et colorantes qui le souillent. Dans ce but nous chauffons le résidu chloroformique dans une cornue sur un bain de sable à 130° ; il passe à la distillation un liquide de couleur un peu safranée, peu soluble dans l'eau, soluble dans l'alcool fort, irritant fortement les fosses nasales et les yeux. Son application sur la peau produit une énergique vésication. Au bout de quelques heures, il laisse déposer des cristaux incolores insolubles dans l'alcool, probablement une Anémonine.

L'expérience physiologique démontre que cette huile volatile a des propriétés convulsivantes.

L'alcoolature d'Anémone Pulsatille conserve donc toutes les propriétés de la plante fraîche et dans ce

milieu alcoolique le principe âcre ne se convertit pas
ên Anémonine moins active et d'effets différents :

Il nous reste à répondre à une objection de Vigier
qui déplore la saveur désagréable et l'âcreté de ce médicament. Nous avons constamment employé une potion
ainsi formulée :

Alcoolature d'Anémone Pulsatille.   5 à 10 grammes.
Sirop de fleurs d'oranger. . . . .   30 gr.
Eau. . . . .   120 gr.

S : à prendre par cuillerées à soupe dans les 24
heures.

Aucun de nos malades ne s'est plaint de cette potion.
Personnellement nous l'avons trouvée très acceptable.

Conclusions de la troisième partie.

De tout ce qui précède, nous croyons devoir conclure que l'alcoolature préparée suivant le Codex de 1884 avec parties égales de feuilles et fleurs fraîches et d'alcool à 90°, est la meilleure des préparations d'Anémone Pulsatille.

Elle est d'une parfaite conservation.

Elle renferme tous les principes actifs de la plante.

CONCLUSIONS GÉNÉRALES

Des conclusions particulières de nos travaux sur la physiologie, la thérapeutique et la pharmacologie de l'Anémone Pulsatille, nous tirerons les conclusions générales suivantes :

1° L'Anémone Pulsatille est une plante d'une faible toxicité.

2° Elle a une action physiologique complexe portant surtout sur le système nerveux central et la circulation.

3° L'Anémonine ne contient pas tous les principes actifs de la plante.

4° Les usages thérapeutiques de l'Anémone Pulsatille semblent multiples et méritent d'attirer et de retenir l'attention des praticiens.

5° La meilleure préparation pharmaceutique est l'alcoolature préparée avec parties égales de plante fraîche et d'alcool à 90°.

INDEX BIBLIOGRAPHIQUE

Basiner. — *Die Vergiftung mit Anémonin*. Diss. Dorpat, 1881.

Beckurst. — *Arch. der Pharm.*, 1892, p. 182.

Borcheim. — *Pulsatilla in acute epididymitis. Glascow med. Journal*, 1884, XXII, p. 234.

Bouchardat. — *Traité de matière médicale*, 1873, p. 143.

Bouchut et Després. — *Dictionnaire de médecine*, 1873.

Bovet. — *Nouveaux Remèdes*, 1889, p. 231.

Brondgeest. — *Anemonine en hare werking op het dierlijk organisme Feestbundel a F. C. Donders*. Amsterdam, 1888, p. 131.

Broniewski. — *Zür Erkenntniss der Pulsatilla*. Berlin, 1881. Saint-Pétersbourg, 1883.

Carter. — *Pulsatilla in the treatment of epididymitis. Lancet*, London, 1889, II, 216.

Chambers. — *Treatment of orchitis mechanically and with Pulsatilla. Therapeutic Gaz.*, Détroit, 1884, VIII, 271.

Clarus. — *Beitrage zür Pharmacologie der Pulsatilla Ztschr. d. k. k. Gesells. d. Aertze zü Wien 1858*, XIV, 273.

Dormand. — Thèse Paris, 1888.

Dragendorff. — *Manuel de Toxicologie*, traduction de Gautier, 1886.

Dujardin-Baumetz. — *Dictionnaire de thérapeutique*, 1883, tome I, p. 221. Supplément 1895.

Dupuy. — *Traité des Alcaloïdes*. Paris, 1889, tome I, p. 161. Congrès des sociétés savantes, 1891.

Flückiger et Hanbury. — Traduction de Lanessan. Paris, 1878.

Fonsagrives. — In *Dictionnaire encyclopédique de Dechambre*. Paris, 1870. Art. *Anémone*.

Galtier. — *Traité de Toxicologie.* Paris, 1855, tome II, p. 295.

Godron. — *Flore de Lorraine*, tome Ier, p. 5.

Hanriot. — *Comptes-rendus de l'Académie des Sciences*, 1887, tome CIV, p. 1284.

Heyer. — *Chemisch. Journal von Crelt*, 1852, tome II, p. 102.

Le Grix. — *La Dosimétrie*. Janvier 1897, p. 19.

Martel. — *De la teinture d'anémone pulsatille dans le traitement de l'orchite. Bulletin de Thérapeutique de Paris*, 1885, t. CVII, p. 129 ; 1886, t. CX, p. 207.

Nola. — *Ricerche farmacologische sull'azione della Anemonina. Gazz. d. osp. Milano*, 1895, XVI, 1220.

Orfila. — *Traité des poisons*. Paris, 1826, t. I, p. 732. — *Traité de toxicologie*. Paris, 1852, t. II, p. 150.

Peters. — *On Pulsatilla. Ann. Med. Mouth and N. Y. Rec.*, 1861, t. XVI, p. 406 ; 1862, t. XVII, p. 16.

Piffard. — *Concerning Pulsatilla and other matters. Med. Rec. N. Y.*, 1878, t. XIII, p. 204.

Shapter. — *The therapeutic uses of the herba Pulsatilla. Prœtitioner London*, 1882, t. XXIX, p. 32.

Soulier. — *Traité de Thérapeutique et Pharmacologie*. Paris, 1891, t. II, p. 582.

Steinhauser. — *Die Pulsatilla, etc. Œsterr. med. Wehnschr. Wien*, 1847, p. 1025.

Störck. — *Libellus de usu medico pulsatillœ nigricantis*. Vindobonœ, 1771. Frankfurt u. Leipsig, 1771.

Vigier. — *De l'Anémone Pulsatille et de ses préparations pharmaceutiques. Journal de Pharmacie*, 1887, t. XVI, p. 99.

Wurst. — *Dictionnaire de chimie*. Art. *Anémonine.*

TABLE DES MATIÈRES

CHAPITRE III.

COMPARAISON ENTRE L'ACTION DE L'ANÉMONE ET L'ACTION DE L'ANÉMONE PULSATILLE

DEUXIÈME PARTIE

Etude thérapeutique de l'Anémone Pulsatille.

TROISIÈME PARTIE

Etude pharmacologique de l'Anémone Pulsatille.

www.ingramcontent.com/pod-product-compliance
Ingram Content Group UK Ltd.
Pitfield, Milton Keynes, MK11 3LW, UK
UKHW020946140726
13695UKWH00003B/1245